DU TRAITEMENT

DES

ABCÈS PAR CONGESTION DU MAL DE POTT

PAR

LA MÉTHODE ANTISEPTIQUE DE LISTER

PAR

LE DR BROTTET

ANCIEN INTERNE DES HOPITAUX DE LYON
LAURÉAT DE L'ÉCOLE DE MÉDECINE 1876. — PRIX BICHAT
MÉDAILLE DE VERMEIL

PARIS
LIBRAIRIE J.-B. BAILLIÈRE ET FILS
19, rue Hautefeuille, près du boulevard Saint-Germain

LONDRES
BAILLIÈRE, TINDALL AND COX
20, King William street

MADRID
CARLOS BAILLY-BAILLIÈRE
Plaza de Topete, 8

1881

DU TRAITEMENT

DES

ABCÈS PAR CONGESTION DU MAL DE POTT

PAR LA

MÉTHODE ANTISEPTIQUE DE LISTER

LYON. — IMPRIMERIE PITRAT AINÉ, RUE GENTIL, 4.

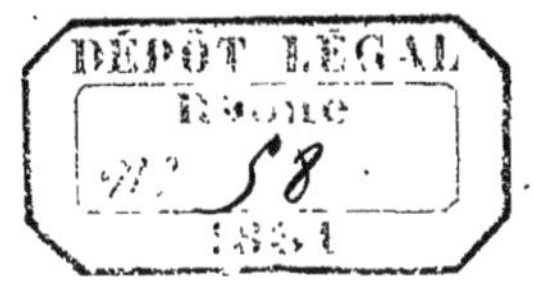

DU TRAITEMENT

DES

ABCÈS PAR CONGESTION DU MAL DE POTT

PAR

LA MÉTHODE ANTISEPTIQUE DE LISTER

PAR

LE Dr BROTTET

ANCIEN INTERNE DES HOPITAUX DE LYON
LAURÉAT DE L'ÉCOLE DE MÉDECINE 1876. — PRIX BICHAT
MÉDAILLE DE VERMEIL

PARIS
LIBRAIRIE J.-B. BAILLIÈRE ET FILS
19, rue Hautefeuille, près du boulevard Saint-Germain

LONDRES
BAILLIÈRE TINDALL AND COX
20, King William street

MADRID
CARLOS BAILLY-BAILLIÈRE
Plaza de Topete, 8

1881

DU TRAITEMENT

DES

ABCÈS PAR CONGESTION DU MAL DE POTT

PAR LA

MÉTHODE ANTISEPTIQUE DE LISTER

INTRODUCTION

Si nous parcourons les nombreux auteurs qui se sont occupés de ce sujet, nous trouvons une opinion à peu près unanime : il ne faut pas toucher aux abcès par congestion. — Cependant de nombreux essais ont été tentés, et, parmi ceux qui sont entrés dans le domaine de la chirurgie journalière, la ponction capillaire, l'incision oblique sous-cutanée tiennent le premier rang ; si quelques chirurgiens ont eu assez d'audace pour ouvrir largement ces abcès, les rares succès que cette pratique a pu leur procurer ont été amplement compensés par de nombreux déboires, et nous en serions encore aujourd'hui réduits aux vieilles méthodes, si le pansement antiseptique n'était venu à notre secours, et ne nous eût permis de réaliser des opérations jusqu'alors réputées dangereuses, sinon impossibles.

C'est qu'en effet, à l'aide du pansement de Lister et des manœuvres antiseptiques que ce professeur a introduites depuis quelques années dans la pratique chirurgicale, nous pouvons nier d'une manière presque absolue l'infection purulente, la septicémie et la pourriture d'hôpital, qui étaient la conséquence, hélas trop fréquente, des grandes opérations.

A l'Hôtel-Dieu de Lyon, nous avons vu ouvrir impunément des articulations, soit pour extraire des corps étrangers, soit pour pratiquer l'abrasion de leurs surfaces, obtenir des réunions immédiates après des amputations de cuisse, ou de sein. En dernier lieu, l'ouverture des redoutables abcès par congestion, et nous voulons surtout entendre par là ceux du mal de Pott, a pu être faite un certain nombre de fois et suivie de guérison.

Il nous a paru utile de publier ces résultats, et c'est avec le concours bienveillant de M. le professeur Létiévant que nous avons entrepris cette étude ; qu'il reçoive ici nos remerciements.

Nous devons aussi un large tribut de reconnaissance à M. Poncet, chirurgien en chef désigné de l'Hôtel-Dieu, pour les excellents conseils qu'il nous a donnés pour quelques parties de ce travail.

Nous n'oublierons pas non plus nos collègues et amis d'internat, MM. Montaz, Coulomb, Petit, Edouard, Lemoine et le docteur de Laprade, qui ont bien voulu nous communiquer plusieurs observations recueillies dans leurs services.

DIVISION DU SUJET

Nous rappellerons brièvement quelques détails anatomo-pathologiques indispensables pour suivre la marche et la terminaison habituelle des abcès par congestion.

Un second chapitre sera consacré à l'exposé des divers moyens chirurgicaux employés pour traiter ces abcès avant l'intervention de la méthode antiseptique.

Un chapitre spécial renfermera des considérations sur le traitement de Lister et son application à l'ouverture des abcès.

Enfin nous terminerons par des observations cliniques et l'appréciation de la méthode.

CHAPITRE PREMIER

ANATOMIE PATHOLOGIQUE. — MARCHE. — TERMINAISON.

Sans nous étendre sur la description des abcès par congestion, nous rappellerons que les chirurgiens sont loin d'être d'accord sur leur définition. Pour les auteurs du siècle dernier, c'étaient des collections purulentes qui, ayant pour point de départ une maladie osseuse, venaient se montrer dans un point plus ou moins éloigné de leur origine. Puis, on ne comprit sous ce nom que les abcès qui dérivaient d'une carie de la colonne vertébrale, ou d'une grande articulation, comme la hanche. Gerdy, avec beaucoup de raison, les a divisés en *migrateurs* ou *sessiles* selon le point qu'ils occupent par rapport à la lésion qui leur a donné naissance. Pour nous, nous donnerons le nom d'abcès ostéopathiques à tous ceux qui dérivent d'une carie osseuse, réservant spécialement celui d'abcès par congestion, ou migrateurs, aux plus importants d'entre eux au point de vue thérapeuthique, aux abcès qui dépendent d'une lésion des vertèbres, et, le plus souvent, apparaissent au pli de l'aine ou dans les fosses iliaques.

Quelles sont donc les raisons pour lesquelles la plupart des chirurgiens redoutent l'ouverture de ces abcès?

Pour essayer de répondre à cette question, il nous faut étudier avec soin leur constitution anatomo-pathologique, examiner, en un mot, leurs parois et leur contenu.

Nulle part les abcès par congestion ne se présentent avec des caractères plus nets et plus tranchés que dans le mal de Pott. Les produits morbides sécrétés par la lésion vertébrale s'accumulent d'abord dans le voisinage de leur point d'origine, où ils forment, par le refoulement graduel des parties molles adjacentes, un foyer exactement circonscrit; ce foyer grandit chaque jour; obéissant aux lois de la pesanteur, il décolle peu à peu (si nous prenons pour exemple un abcès provenant de la colonne lombaire) les espaces celluleux voisins, suit la gaine du muscle psoas, gagne la fosse iliaque, et ne tarde pas à arriver au pli de l'aine. S'engageant alors sous le ligament de Poupart, il vient faire saillie dans le triangle de Scarpa, en dedans des vaisseaux fémoraux. Ainsi se trouve établi un foyer considérable, étendu de la région lombaire à la cuisse, siège de l'abcès. C'est le trajet le plus ordinaire; mais le pus peut également s'infiltrer dans le petit bassin, apparaître à la face postéro-externe de la cuisse, près des trochanters et de l'articulation coxo-fémorale. La marche du pus obéit d'une part à l'action de la pesanteur, de l'autre à l'action musculaire des organes voisins et à la disposition anatomique des régions qu'il traverse.

Au début, le foyer purulent est limité par le tissu cellulaire ambiant refoulé; plus tard la cavité s'agrandit, et l'abcès se présente sous la forme d'une poche, globuleuse d'abord, puis allongée et pédiculée.

Ses parois sont constituées par du tissu cellulaire feutré, doublé par les muscles et les aponévroses refoulés; à l'intérieur se trouve une substance molle, pulpeuse, peu vasculaire. La vascularité augmente, l'organisation des parois est plus complète quand le foyer de l'abcès a été mis en communication avec l'air extérieur. La matière qui remplit la poche est tantôt du pus séreux, tantôt du pus dans lequel nagent des grumeaux fibrineux, de la matière tuberculeuse concrète ou réduite en bouillie (Nélaton), des séquestres ou de la poussière osseuse.

La gravité que présentent les abcès par congestion devait, dit Nélaton, nécessairement engager les chirurgiens à chercher un moyen qui permît d'en conjurer les dangers. Avant d'exposer les nombreux moyens de traitement de ces abcès, nous devons examiner ce qui se passe dans le foyer purulent et au niveau de la lésion qui en est l'origine, selon qu'on abandonne la lésion à elle-même ou que le chirurgien intervient pour donner issue à la suppuration.

D'abord, sauf les cas rares où l'on a vu l'abcès se résorber, comme d'ailleurs nous en relatons plus loin quelques exemples, le pus, constamment sécrété, tend à repousser les organes qui s'opposent à son développement; il refoule les intestins, amène des troubles des fonctions, tels que la rétention d'urine; on a observé aussi des compressions du nerf crural à sa sortie du bassin, donnant lieu à des névralgies intenses, à de l'engourdissement du membre et à de l'œdème.

Avant d'amincir et de perforer la peau, le pus fuse le

long des aponévroses de la cuisse, décolle les muscles, provoque ainsi des désordres d'autant plus graves qu'il est sécrété en plus grande quantité et qu'il y séjourne plus longtemps. La poche, extrêmement distendue, exerce une pression notable sur le point osseux malade.

Le pus engendre le pus. — On peut dire avec Hunter, que le pus qui reste stagnant, à mesure qu'il est sécrété, imprime aux parties une disposition telle qu'il les rend aptes à produire du pus. Il est incontestable que la présence d'un foyer purulent dans l'économie est une circonstance qui prédispose à la production de collections semblables dans d'autres points de l'organisme. Comment cela se fait-il? Est-ce par suite de la débilitation qui résulte d'un travail de suppuration? Est-ce parce que l'aptitude à sécréter du pus s'accroît par l'exercice même de cette aptitude? La solution de ces questions est encore à donner, et nous ne croyons pas devoir en entreprendre la recherche (CHASSAIGNAC, *De la Suppuration*).

Il n'est pas rare de voir les abcès par congestion, après avoir acquis des proportions considérables, rester stationnaires pendant des mois et des années. Il semble que leur foyer, réceptacle passif, doit rester indifférent à l'accumulation du pus.

Cependant, au bout d'un certain temps, et surtout lorsqu'il s'est approché des téguments, le kyste purulent devient le siège d'une certaine activité; la peau qui le recouvre se tend, rougit, s'amincit, se perfore et laisse échapper, par l'ouverture qui s'agrandit tous les jours un peu et demeure fistuleuse, une grande quantité de pus dans lequel on trouve nombre de débris osseux.

C'est la terminaison la plus habituelle des abcès par congestion, et, si cette ouverture se fait quelquefois sans danger, il n'est pas rare non plus de voir survenir ces accidents redoutables qui ne tardent pas à emporter le malade. Introduction de l'air, inflammation de la poche, septicémie : tel est le mécanisme ordinaire des accidents mortels.

Quand un abcès par congestion s'est ouvert spontanément, ou qu'il a été vidé par la main du chirurgien, il se produit à la surface de sa paroi interne une foule d'hémorragies capillaires *ex vacuo* semblables à celles que l'on observe après la paracentèse de la poitrine, au moment où le poumon tend à reprendre la place qu'occupait le liquide évacué; il s'écoule alors avec le pus une petite quantité de sérosité sanguinolente.

Tous ces petits vaisseaux ouverts dans la cavité de l'abcès deviennent autant de bouches d'absorption pour le pus qui les baigne incessamment : de là, résorption purulente; ajoutons à cela l'introduction de l'air dans la poche et l'irritation des parois qui en est la conséquence, dans les deux cas, il survient de la fièvre hectique, et le patient ne tarde pas à succomber. « La fièvre, dit Bérard, est un des effets les plus constants de l'infection putride; mais elle ne se caractérise pas par des frissons violents et répétés, comme dans l'infection purulente; et quand la maladie se prolonge, elle prend la marche de la fièvre hectique. On peut surtout l'étudier chez les individus atteints d'abcès par congestion; *ils sont sans mouvement fébrile tant que le pus n'a pas pris de mauvaises qualités.* Si après la ponction, l'ouverture demeurée fistuleuse donne issue à du pus fétide, on voit en même temps s'allumer la fièvre. La rapidité et l'intensité des accidents varient suivant que la suppuration est plus ou moins abondante et son produit plus ou moins altéré. Du reste, ces accidents ne tiennent pas uniquement à la résorption putride; l'abondance de la suppuration est par elle-même une cause de dépérissement dont on ne doit pas négliger de tenir compte. »

La dégénérescence graisseuse ou amyloïde des viscères et notamment des reins vient encore hâter la fin de ces malades épuisés par la longueur de la suppuration. Il fallait donc à tout prix éviter ou prévenir ces fâcheuses complications, et c'est pour cela qu'un grand nombre de méthodes ont été tour à tour mises en avant, puis abandonnées, méthodes que l'on peut ramener à deux principales :

1° Abandonner l'abcès aux efforts de la nature ;

2° Intervenir en pratiquant l'ouverture.

Nous examinons dans le chapitre suivant la valeur de ces deux méthodes.

CHAPITRE II

RÉSORPTION. — OUVERTURE SPONTANÉE

Les partisans de la première opinion, et ils sont nombreux, se rattachent à l'idée que l'abcès peut se résorber, la lésion osseuse guérir et le malade recouvrer enfin la santé. Chez les enfants cette terminaison est assez fréquente : dans presque toutes les observations que nous avons trouvées dans les différents auteurs, il s'agissait d'enfants au-dessous de douze ans. C'est l'opinion du professeur Ollier, qu'il a rapportée dans le *Dictionnaire des Sciences médicales*, article Carie. Après avoir cité deux cas d'abcès par congestion chez des enfants, terminés par résorption, il ajoute : « Mais ce qu'on observe chez l'enfant ou l'adolescent, ne nous paraît pas pouvoir arriver chez l'adulte; la suppuration est pour ainsi dire fatale, elle arrive plus ou moins tard et ne peut être évitée. La résorption se fait difficilement chez l'adulte, et à plus forte raison, chez l'homme qui a dépassé la moitié de la vie. »

Bouvier est un des premiers qui aient insisté sur la fréquence de cette terminaison heureuse chez les enfants :

« Abandonnés à eux-mêmes, les abcès par congestion

se terminent quelquefois d'une manière heureuse; ils peuvent guérir sans s'ouvrir. »

Dans la première période des abcès migrateurs, la guérison spontanée est probablement plus fréquente qu'on ne le croit généralement. C'est un fait capital d'où découle clairement cette indication thérapeutique, qu'il faut toujours tenter la résorption du pus.

La résorption spontanée peut cependant se faire chez des adultes, et à cette occasion nous rappellerons brièvement un cas recueilli dans la clinique chirurgicale de sir James Paget.

Mal de Pott lombaire : abcès par congestion. Guérison spontanée. Une dame de trente ans avait une saillie angulaire bien marquée des deux dernières vertèbres lombaires, et un abcès du psoas qui s'étendait en bas à la partie externe de la cuisse, et dont le contenu pouvait être évalué à deux pintes de pus. Sir Paget conseilla de garder le repos parfait et constant au lit, de se bien nourrir et de se maintenir autant que possible dans une bonne santé générale.

Au bout de deux ans, pendant lesquels ce traitement fut ponctuellement suivi, l'abcès, qui avait lentement diminué, avait disparu, on ne sentait rien que ce qui pouvait passer pour la coque rétractée et indurée de l'abcès, et la malade autrefois très amaigrie, était devenue grasse et robuste.

Dupuytren rapporte dans ses leçons de Clinique chirurgicale un fait intéressant. C'est l'histoire d'un jeune homme mort de pneumonie plusieurs années après avoir été soigné d'une affection du rachis avec abcès par congestion. On trouva à l'examen cadavérique la lésion vertébrale guérie, l'abcès réduit et même complètement effacé dans quelques points, contenant, au lieu de pus, une matière grasse et consistante.

Un cas remarquable de résorption spontanée a été observé en 1876-1877 (1). Ce malade a été choisi comme sujet de clinique par les jurés du concours pour une place de chirurgien des hôpitaux de Saint-Étienne. Le diagnostic porté était : abcès double par congestion, occupant la fosse iliaque, le pli de l'aine et la région postéro-supérieure de la cuisse de chaque côté. Mal de Pott dorso-lombaire avec incurvation.

L'affection remontait à huit mois. Après le concours, le malade est resté douze mois immobilisé dans une gouttière Bonnet. Régime tonique, vin de Bordeaux, antiscrofuleux, iode, huile de foie de morue. Au bout de ce temps, les deux abcès étaient résorbés et il était difficile d'en trouver des traces. Le malade a pu se lever et marcher sans douleur.

Ce sont là des exemples qui ne permettent pas de nier la possibilité de la résorption des abcès; personne aujourd'hui ne se refuse à l'admettre, mais ce phénomène est considéré à juste titre comme exceptionnel.

Ce traitement réclame une immobilité absolue et prolongée difficile à obtenir des malades.

Si les abcès que l'on voit se résorbent si difficilement, il serait au moins singulier qu'il en fût autrement de ceux qu'on ne voit pas; il serait surtout singulier qu'un privilège spécial fût accordé sous ce rapport aux abcès symptomatiques du mal vertébral. Cependant si la lésion osseuse s'arrête, on comprend que l'abcès cesse de pro-

(1) Communiqué par M. Létiévant.

gresser, s'enkyste et se comporte absolument comme un abcès froid idiopathique; car la suppuration n'étant plus fournie par la carie, a plus de chances de se tarir et de faire place à un travail d'absorption.

En présence de la rareté des faits et de la marche incessante de l'affection, quelle sera la ligne de conduite du chirurgien ?

Dans l'abcès par congestion, on a deux choses à examiner : l'abcès lui-même et la maladie vertébrale qui en est l'origine.

« Traitez-vous l'abcès, dit Velpeau, vous pourrez peut-être le faire disparaître, mais aurez-vous guéri pour cela la cause de l'abcès, c'est-à-dire la carie ou la nécrose des vertèbres? Il s'en faut de beaucoup; il est difficile de s'adresser directement aux vertèbres malades, et si on traite l'abcès, on s'attaque à l'ombre du mal; si on l'ouvre, ou bien ce sera pour le vider, et cela ne peut être utile que lorsqu'il produit de la gêne ou de la douleur, ou bien ce sera pour le guérir, mais c'est un but impossible à atteindre, parce que la source n'est pas tarie. Si on ne l'ouvre pas, il croît toujours en volume, la peau devient tendue et luisante ; elle s'enflamme et l'abcès s'ouvre de lui-même. La suppuration continue au contact de l'air, bientôt elle revêt un mauvais caractère, le pus devient irritant, la fièvre se déclare. Le chirurgien n'a pas un grand succès, même quand il a recours à la méthode sous-cutanée. »

Aucune intervention ne devait donc trouver grâce devant l'arrêt du grand chirurgien, la thérapeutique demeurait impuissante en présence d'une affection à marche lente il est vrai, mais fatale.

L'expectation était posée en principe, et cette méthode a prévalu jusqu'à ces dernières années.

Dupuytren blâme les petites comme les grandes ouvertures faites aux abcès par congestion : C'est en vain, dit-il, qu'on cherche à imiter la nature, qui, lorsqu'elle guérit les malades, le fait, il est vrai, à l'aide de petites ouvertures ; mais on l'imite mal, car on ne prévient pas l'introduction de l'air dans l'intérieur des foyers. Les grandes incisions ont tous les inconvénients des petites ouvertures, moins celui du séjour du pus. J'ai usé pendant un grand nombre d'années de ces méthodes et je n'en ai retiré aucun avantage. »

Il a vu les malades succomber plus promptement que s'ils avaient été livrés à eux-mêmes. Aussi en était-il arrivé au point de ne plus toucher aux abcès par congestion, d'abandonner complètement sous ce rapport la maladie à la nature.

Bilroth tient à peu près le même langage : « Lorsque les abcès proviennent d'os sur lesquels il est impossible ou dangereux de pratiquer une intervention chirurgicale, comme par exemple les vertèbres, le sacrum, le bassin etc., *ne touchez pas à l'abcès*, considérez au contraire comme des jours heureux ceux pendant lesquels il reste encore fermé, et attendez tranquillement qu'il s'ouvre de lui-même, car c'est encore l'ouverture spontanée qui est suivie des phénomènes les moins dangereux. Toutes les fois que je me suis écarté de ce principe, j'ai eu lieu de m'en repentir. »

L'opinion d'un de nos maîtres, le regretté professeur Valette, mérite d'être rapportée.

Après avoir exposé sa méthode d'ouverture des abcès

froids par le séton caustique, il termine ainsi les indications de son emploi :

« Si vous avez affaire à un abcès froid par congestion, ou à un abcès articulaire, gardez-vous bien d'employer la cautérisation. Les collections de cette nature ne doivent pas être ouvertes par le chirurgien; il est indiqué d'attendre l'ouverture spontanée de ces abcès, quel que soit le temps qu'elle mette à s'effectuer. L'intervention chirurgicale ferait dans les cas de ce genre éclater des accidents formidables. »

Cette pratique est encore la seule suivie par un grand nombre de chirurgiens lyonnais, parmi lesquels nous devons citer M. Ollier et D. Mollière.

Que se passe-t-il à la suite de l'ouverture spontanée des abcès ?

La peau, amincie, ulcérée, a cédé devant la pression du contenu de la poche, mais elle a perdu en grande partie sa vitalité, et l'on voit l'ouverture, d'abord étroite, s'agrandir peu à peu et se transformer en fistule.

Il existe alors une libre communication entre l'air extérieur et le foyer purulent ; on observe fréquemment l'inflammation de la poche, la peau est chaude, douloureuse, le pus devient fétide, une fièvre intense qui débute par un frisson violent se déclare et les malades succombent en quelques jours.

Mal de Pott, abcès par congestion, ouverture spontanée, mort rapide (1).

Catherine Chaine, dix ans. Début vers la fin de 1833.

(1) Observation tirée du mémoire de Nichet sur le mal vertébral.

En février 1834, il survint à la partie supérieure et interne de la cuisse droite, une tumeur qui devint rapidement fluctuante, et se recouvrit d'une peau violacée. Considérée comme un abcès par congestion, cette tumeur fut livrée à elle-même et ne s'ouvrit spontanément qu'au mois de novembre suivant. Le pus qui en sortit était d'un blanc jaunâtre, d'une odeur désagréable; l'ouverture resta fistuleuse.

Avant l'ouverture de l'abcès, les forces étaient assez bien conservées, l'appétit et le sommeil étaient bons, les membres jouissaient de toute la liberté de leurs mouvements, excepté la cuisse droite qui était habituellement fléchie sur le bassin et ne pouvait en être éloignée qu'avec douleur. Mais l'époque de l'évacuation spontanée fut marquée par un amaigrissement rapide, une fièvre continue avec exacerbation le soir, une toux fréquente et sèche, la perte de l'appétit. Ces symptômes ne firent qu'augmenter jusqu'aux premiers jours de 1835, époque de la mort.

Autopsie. Carie tuberculeuse de la deuxième lombaire; les première et troisième lombaires se touchent et sont usées en partie par le frottement, et creusées d'excavations semi-ovoïdes remplies de matière tuberculeuse concrète.

Cette issue fatale n'est pas constante : il arrive assez fréquemment qu'au bout de huit ou dix jours les symptômes généraux et locaux se calment, la douleur cesse, le pus reprend une meilleure apparence, et toute crainte d'une mort prochaine est éloignée. Cependant la guérison est rare, car la fièvre ne tarde pas à reparaître ; l'abondance et la continuité de la suppuration doivent entrer pour beaucoup sans doute dans l'épuisement progressif du malade, mais c'est surtout à l'altération du pus, à sa fétidité, aux gaz délétères qui accompagnent sa décomposition, que la grande majorité des chirurgiens rapportent la fièvre hectique et la résorption putride que l'on observe dans les derniers temps de la maladie.

En résumé on peut faire remonter à trois origines les accidents graves de l'ouverture spontanée ou chirurgicale des abcès par congestion : l'inflammation du foyer, les pertes continues qui résultent de l'écoulement du pus, la décomposition de ce liquide et sa résorption.

Il faut donc s'opposer à l'entrée de l'air, et c'est pour remplir cette indication capitale que l'on a vu surgir les diverses méthodes de traitement que nous allons exposer.

CHAPITRE III

MÉTHODES DIVERSES

1° Ponction

C'est une opération palliative qui a pour but de vider la poche et de prévenir l'extension exagérée de la peau qui la recouvre. On attend ordinairement le moment où la rupture de l'abcès paraît imminente pour intervenir.

Qu'elle soit pratiquée avec un bistouri à lame étroite, avec le trocart plat ou l'aiguille de Dieulafoy, le procédé opératoire reste à peu près le même.

Il consiste toujours à pratiquer une ouverture oblique et sur un point de peau saine pour obtenir rapidement la cicatrisation de l'ouverture; si la ponction était faite au niveau du point qui menace de céder, la peau, déjà considérablement amincie et en partie ulcérée, n'aurait plus assez d'élasticité pour revenir sur elle-même, et l'ouverture se transformerait en fistule; de là l'introduction de l'air dans le foyer et les conséquences fâcheuses que nous avons examinées à propos de l'ouverture spontanée.

Abernethy pratiquait la ponction des abcès par congestion avec un bistouri à lame étroite, qu'il enfonçait très obliquement de manière à piquer la peau et la membrane du kyste purulent en deux points assez éloignés l'un de l'autre ; il se formait ainsi deux valvules qui s'opposaient efficacement à la pénétration de l'air. Ce mode d'évacuation a pris le nom de méthode valvulaire, *valvular method.*

C'était aussi le procédé de Boyer, qui y avait apporté une légère modification consistant à tirer la peau de côté avant de faire la ponction, et à la lâcher aussitôt après l'évacuation du foyer de telle façon que, reprenant sa place, elle couvrait la piqûre profonde.

Richerand ne faisait également l'ouverture qu'au moment où la peau amincie menaçait de se rompre. Il se servait d'un trocart à hydrocèle et recouvrait la petite plaie avec un emplâtre de diachylon gommé. Cependant il était persuadé de l'inutilité de son intervention. « L'expérience prouve, dit-il, que les abcès par congestion sont mortels, soit qu'on les ouvre, soit qu'on abandonne ce soin à la nature. »

Marc-Antoine Petit joignait à la ponction l'aspiration par les ventouses. A la place du bistouri, il employait une aiguille chauffée au rouge ; il n'évitait pas pour cela les accidents de septicémie, comme nous le trouvons rapporté dans une observation de 1797 :

Jean Velfour, 26 ans, reçu à l'Hôtel-Dieu de Lyon, le 26 janvier 1797. — Tumeur à la région dorsale. On ne pouvait méconnaître la nature de ce dépôt et se dissimuler qu'il était lié à l'altération du corps des vertèbres.

On vide ce dépôt le 3 février par le cautère aiguille et la ventouse : Issue de 10 à 12 onces de pus. Le malade se trouve bien après l'opération. Le lendemain le dépôt avait acquis le même volume. Seconde ponction un peu au-dessous de la première : Issue de la même quantité de pus à peu près. Le malade eut un peu de fièvre dans la nuit. Alternative de mieux et de mal jusqu'au 25 mars. Le malade succombe épuisé par la fièvre lente et l'abondance de la suppuration.

J. Guérin en 1841, pour éviter l'introduction de l'air, emploie un trocart plat. Pour Denonvilliers cette modification ne paraît pas très heureuse, et il préfère le procédé de Boyer. Nous empruntons à cet auteur quelques détails sur un perfectionnement apporté par le professeur Pelletan. Ce praticien se sert, dit-il : 1° d'un trocart large et aplati, muni d'un robinet, et 2° d'une seringue qui peut se visser sur le trocart lorsque le mandrin a été retiré. Ce dernier appareil aspire le pus à mesure qu'il s'écoule, et chaque fois que le corps de pompe est rempli, on dévisse l'appareil en ayant soin de fermer le robinet de communication du trocart avec l'air extérieur. Cette manœuvre s'exécute à plusieurs reprises jusqu'à l'affaissement de la poche, sur laquelle un aide exerce une légère pression.

L'idée de Pelletan est aujourd'hui assez bien réalisée par l'aspirateur de Dieulafoy, qui offre encore le grand avantage de pouvoir se remplir, se vider et fonctionner continuellement sans qu'il soit besoin de dévisser le corps de pompe, et sans qu'on ait à craindre l'action de l'air.

Tous ces procédés ont donné des succès, mais nous devons le répéter, la ponction simple n'est qu'une opération palliative, à laquelle il faut revenir à plusieurs reprises pour éviter la rupture des parois de la poche. C'est ce dont nous avons pu nous convaincre dans les divers services de chirurgie de Lyon. L'abcès se reforme pomptement, il semble que la suppuration augmente avec d'autant plus de rapidité que l'on intervient plus fréquemment pour lui donner issue.

D'ailleurs la transformation de l'ouverture capillaire en orifice fistuleux a été observée un certain nombre de fois après la ponction. Quand on a affaire à un sujet scrofuleux, en général on obtient la cicatrisation immédiate des premières ponctions ; mais il arrive que la dernière piqûre ne se ferme pas, et le malade est ainsi exposé à tous les accidents qui résultent de l'introduction de l'air dans le foyer.

A quelle époque doit-on ponctionner un abcès par congestion ? Dupuytren, Ledran, Sabatier et après eux Velpeau et Nélaton, proscrivent d'une manière générale l'ouverture prématurée, et mettent tout leur soin à retarder autant que possible l'ouverture spontanée.

Y a-t-il des inconvénients à attendre ainsi ? Oui, et des plus graves. C'est qu'en effet le pus, fourni d'une manière incessante et s'accumulant dans la poche, fait effort contre ses parois, et celles-ci cèdent dans les points qui offrent le moins de résistance : de là des clapiers, des diverticules ; que l'air vienne à s' introduire dans cette vaste cavité, les accidents seront formidables, tout à fait au-dessus de nos ressources. Il faut donc ouvrir de bonne heure, c'est-à-dire avant que la peau ne cède à la pression du pus. En admettant encore que la peau résiste, il est toujours à redouter que l'ouverture se fasse spontanément dans une cavité splanchnique, le péritoine, l'intestin ou la vessie. De grands inconvénients sont donc attachés à l'ouverture tardive ; d'ailleurs la présence d'une collection purulente considérable ne manque pas de retentir d'une manière fâcheuse sur la santé générale du malade.

Après Marc-Antoine Petit, Larrey, chirurgien du commencement de ce siècle, traversait les abcès par congestion avec un fer rouge et y laissait un séton. Trois malades ont été guéris par ce moyen; mais nous croyons qu'il doit être tout à fait abandonné, car il aboutit généralement à la fistule qui permet alors l'entrée facile de l'air et la putréfaction du foyer.

Nous ne ferons que citer les caustiques, poudre de Vienne, pastilles de potasse, assez fréquemment employés pour l'ouverture des abcès froids idiopathiques et de quelques abcès en connexion avec des lésions osseuses, tels qu'une carie des côtes ou de l'omoplate. Ce moyen crée également une fistule et amène l'établissement des mauvaises conditions que nous avons déjà énumérées.

Valette ouvrait les abcès froids et quelques ossifluents avec le séton caustique dont il était l'inventeur; « mais, dit-il dans sa Clinique, si vous avez affaire à un abcès froid par congestion, et par là il entendait les abcès dépendant d'une carie vertébrale, gardez-vous d'employer la cautérisation. »

Un chirurgien distingué de Paris, M. Léon Labbé, attaque directement par les caustiques la poche des abcès froids; un de ses élèves, M. Fourestié, a, dans sa thèse inaugurale, exposé les résultats de ce procédé. Il est peu probable qu'on ait tenté de l'appliquer aux abcès ilio-fémoraux qui dépendent d'un mal de Pott, car nous n'avons pas trouvé dans ce travail d'observation qui en fasse mention. Voici, à propos de ce procédé, l'opinion de

Gillette (*Chirurgie journalière des Hôpitaux de Paris*, 1878) :

« Cette méthode est excellente, cependant elle est très douloureuse au moment de l'application de la pâte de Vienne, et la réparation de la plaie est quelquefois très longue ; elle nous semble mettre le malade à l'abri d'accidents beaucoup plus sûrement que les autres méthodes.

Il nous a paru utile de la citer dans le cours de ce travail, quoiqu'elle nous paraisse difficilement applicable aux vastes abcès du mal vertébral.

2o Incisions

La méthode des ponctions s'appuie sur la crainte d'une ouverture spontanée de l'abcès, de la libre introduction de l'air dans le foyer. Il faut reconnaître que la ponction prévient cette ouverture, mais si elle ne laisse pas pénétrer l'air, elle s'oppose à la sortie facile du pus. Après la ponction suivie de l'aspiration, n'est-il pas admissible qu'en raison de la différence de pression qui s'exerce à l'extérieur et à l'intérieur de la poche, l'air s'insinue à travers l'ouverture du trocart, quelque étroite qu'elle puisse être ? Cela doit arriver d'autant plus facilement que les parois de la poche sont plus épaisses et moins disposées à se rétracter.

Peut-on en outre vider d'une manière complète un abcès par la ponction ? Très souvent on a affaire non pas à du pus, mais à des grumeaux, à de véritables corps solides, débris osseux pour la plupart, qui obstruent la canule ; doit-on alors se servir du mandrin pour repousser l'obstacle ? Nous croyons qu'il est plus prudent d'interrompre l'opération que de s'exposer à l'entrée de l'air dans une poche où le vide préalable et la diminution considérable de pression semblent l'appeler.

La méthode des grandes incisions a pour elle un grand avantage : elle donne issue plus complètement à la suppuration. Quant au contact de l'air avec les parois de la poche mises à découvert, elle semble ne tenir aucun compte des dangers auxquels le malade est exposé. Mais aussi que d'insuccès pour les chirurgiens qui ont été tentés de l'appliquer avant l'introduction de la méthode antiseptique !

B. Bell conseille d'ouvrir couche par couche toutes les fois qu'il y a le moindre doute sur la nature de la matière contenue dans la tumeur, comme dans la hernie étranglée, car il est convaincu qu'un des grands principes de la chirurgie est d'ouvrir aussitôt qu'on l'a reconnu, et dès que le pus est évidemment formé, tout abcès situé près d'une des grandes cavités. « J'ai, ajoute-t-il, toujours donné jour à la matière contenue dans les abcès lombaires sans aucune conséquence fâcheuse, et quand on ne le fait pas, il peut, au contraire, en résulter beaucoup de mal. Si la matière a coulé quelque temps et si la quantité n'est pas considérablement diminuée au bout de deux à trois semaines, il peut être utile d'injecter avec une seringue une faible dissolution de sucre de Saturne, de l'eau de chaux ou quelque autre doux astringent. Ce moyen modère peu à peu l'écoulement, et le fait souvent cesser entièrement. »

Lisfranc ouvrait largement les abcès par congestion, mais pour combattre l'inflammation du foyer, il appliquait immédiatement trente ou quarante sangsues sur les parois de l'abcès. Il renouvelait ces applications deux ou trois fois, selon l'intensité des phénomènes inflammatoires. Lisfranc n'a pas observé un cas de résorption purulente. Plusieurs guérisons radicales ont été obtenues ; dans d'autres cas les malades ont gardé des fistules, mais leur constitution s'est améliorée.

Bégin, dans ses ouvrages, se fait le défenseur de l'incision, mais il supprime les applications de sangsues; nous reproduisons ses propres paroles :

« De quelque précaution que l'on fît usage, les ponctions successives des abcès par congestion étaient enfin suivies d'une ouverture permanente et d'un écoulement continuel de pus. Pénétration de l'air dans le foyer, suppuration fétide, fièvre, amaigrissement, diarrhée et mort : tels étaient les résultats ordinaires plus ou moins tardifs, mais presque inévitables de l'opération. On a pensé que les malades auraient plus de chances de guérison en ouvrant tout à coup ces tumeurs par des incisions larges qui permettraient au foyer de se vider, à ses parois de revenir sur elles-mêmes, aux parties plus profondément situées de se modifier et de se cicatriser.

« Combattre la lésion locale et génératrice de l'abcès à l'aide de moyens convenables, et spécialement du moxa, en même temps qu'ouvrir largement celui-ci, telles semblaient être les deux principales indications à remplir ; et puisqu'il faut toujours que l'air entre dans le foyer et l'enflamme, mieux vaut que cette action ait lieu alors que le malade conserve encore toutes ses forces, que quand il sera affaibli par plusieurs ponctions chaque fois suivies du renouvellement de l'exhalation purulente.

« Sur *six fois* que j'ai depuis trois ans suivi cette méthode nouvelle, j'ai deux fois obtenu la guérison, et dans deux cas il s'agissait de carie de la colonne lombaire, avec abcès venant faire saillie à la région crurale. »

Incision large et prématurée, telles sont les conclusions de l'éminent chirurgien.

Malle, de Strasbourg, rapporte un succès dû à l'emploi de cette méthode.

Abcès par congestion de la région antéro-interne de la cuisse chez un homme de vingt-six ans, d'un tempérament lymphatique et d'une constitution assez forte.

Traitement local par les moxas.

Augmentation progressive du pus.

Ouverture de l'abcès au bistouri en juillet 1834 ; le malade sortit guéri le 11 octobre.

Ces terminaisons heureuses ont été consignées avec soin par les partisans de l'ouverture, mais combien d'insuccès, combien d'issues fatales sont venues noircir cette statistique !

Nous rapportons à ce sujet quelques cas de mort rapide à la suite de l'ouverture large des abcès.

Pelletan, appelé en consultation pour un jeune soldat qui avait vis-à-vis de la cinquième vertèbre dorsale une tumeur de la grosseur du poing, fut invité à en pratiquer l'ouverture.

Il sortit par la plaie une quantité prodigieuse de pus séreux et d'une odeur aigre ; le foyer paraissait intarissable.

Le malade ne survécut pas longtemps à l'ouverture de cet abcès ; la fièvre s'alluma dans les vingt-quatre heures, et n'eut pas de peine à consumer ce qui restait de forces à ce malheureux.

Autopsie. Carie de la 4e et de la 5me vertèbres dorsales.

Le mémoire de Nichet contient l'observation suivante[1] :

Mal de Pott. Gibbosité au niveau de la région dorsale.

L'hypochondre droit était le siège d'une tumeur du volume du crâne d'un adulte, molle, pâteuse, fluctuante, à base large, empêchant le décubitus dorsal.

L'appétit et le sommeil étaient perdus, il y avait de la fièvre. Un mois et demi avant la mort, l'abcès fut ouvert dans le but de diminuer les souffrances du malade; il en sortit deux litres de pus mal lié tenant en suspension beaucoup de flocons tuberculeux. Cette évacuation fut suivie d'un grand soulagement qui dura un mois; il survint alors des accès de fièvre avec frissons qui précédèrent de peu de jours la mort du malade.

Autopsie. Destruction presque entière des 5e, 6e, 7e, 8e, 9e vertèbres dorsales; la 1re lombaire était seulement dépouillée de son ligament vertébral antérieur, et les cartilages des quatre dernières dorsales avaient disparu sans laisser le moindre vestige.

Nous devons ajouter que la ponction n'est pas toujours tout à fait innocente, et qu'elle a été quelquefois suivie d'accidents rapidement mortels.

Abcès au devant des vertèbres dorsales, faisant saillie à la région ombilicale.

M. Moreau prit le parti d'y plonger un trois-quart pour savoir ce que renfermait la tumeur. Il sortit du pus que l'on laissa couler librement, environ une pinte et demie.

Dès le lendemain, la fièvre s'alluma, la respiration

[1] Nichet, *Nature et Traitement du mal de Pott* (Obs. VIII).

devint laborieuse, les douleurs de la région dorsale furent extrêmes et produisirent un délire dans lequel le malade succomba le deuxième jour après l'opération.

L'autopsie démontra que le corps de la 6e vertèbre dorsale était détruit par la carie.

Payan d'Aix, Michel, de Strasbourg, ouvrent largement les abcès par congestion.

Quant à bourrer de charpie la cavité de l'abcès, comme le faisaient Flaubert, de Rouen, et Callisen, après avoir soigneusement vidé tous les clapiers, rien ne nous apprend que cette méthode ait trouvé beaucoup d'imitateurs.

Denonvilliers, élève de Lisfranc, n'hésite pas, malgré les résultats qu'il a vu obtenir, à condamner cette manière d'opérer.

Laugier pratique une large incision lorsque l'ouverture de l'abcès est devenue inévitable, s'abstient de mettre des sangsues, et obtient néanmoins tout le succès que Lisfranc leur rapportait; mais nous tenons à faire remarquer qu'il ne se décide à ouvrir largement que lorsque l'ouverture spontanée est devenue imminente.

Voici d'ailleurs les indications qu'il a posées : « A mes yeux, la conduite à tenir est la suivante :

« 1° Attendre aussi longtemps que possible avant d'ouvrir l'abcès, et ne s'y décider que si l'ouverture spontanée est menaçante.

« 2° Pratiquer une large incision pour éviter la stagnation du pus ;

« 3° Faire dans le foyer des injectious détersives, ou même de teinture d'iode avec moitié ou deux tiers d'eau ;

« 4° Soutenir les forces du malade ;

« 5° Combattre la lésion osseuse par les moyens ordinaires, cautères,etc. »

Il prédit l'avenir réservé aux grandes incisions; cette méthode dont il ne conteste pas l'efficacité était alors contraire aux théories régnantes sur les abcès par congestion, mais elle aurait mieux fait son chemin en pratique chirurgicale, si Lisfranc ne l'eût théoriquement embarrassée de larges saignées locales. Il conclut en disant que, mieux présentée, elle remplacera la méthode des ponctions qu'on peut avec avantage réserver pour les abcès froids.

3o Ponctions suivies d'injections irritantes

Ce n'était pas tout de vider l'abcès, il fallait encore modifier ses parois, substituer une inflammation franche à la suppuration de mauvaise nature qui était la conséquence presque forcée de l'ouverture des abcès soit par les ponctions, soit par l'incision.

Fabrice d'Acquapendente injectait de l'oxymel dans la cavité des abcès froids; Dupuytren se servait de vin chaud; en Allemagne, Ruit injectait de l'eau bouillante, et Schaack, des solutions de nitrate d'argent.

Puis vint le tour des injections iodées. Tout en contestant à Boinet la priorité de cette méthode thérapeutique au profit du chirurgien de Lyon, Bonnet, qui l'indique dans son *Traité des maladies des articulations* publié en 1845, c'est au travail du premier auteur et aux efforts qu'il fit pour la vulgariser, que cette modification au traitement est entrée peu à peu dans la pratique. Bonnet voulait convertir les abcès froids en abcès chauds, et dans ce but, il employait tantôt le vin aromatique, l'eau-de-vie camphrée, la teinture d'iode étendue d'eau, tantôt une solution d'iode à laquelle il ajoutait de l'iodure de potassium en quantité double de l'iode; nous ne trouvons pas dans son livre d'exemple d'abcès par congestion dû à une carie vertébrale qui ait été traité par ce procédé; il est convaincu que l'injection peut donner d'excellents résultats, mais en présence du danger d'inciser ces abcès, il en abandonne l'ouverture aux efforts naturels.

Boinet s'est fait le champion ardent de cette méthode; peu s'en est fallu qu'il ne fît de l'iode la panacée universelle, car nous n'avons qu'à ouvrir son livre pour en retrouver à chaque page l'application dans une foule d'affections.

L'injection iodée après la ponction avait pour but de modifier non seulement la membrane pyogénique, mais encore la carie osseuse qui était la source du pus.

Après des essais sur des abcès de petit volume, convaincu de l'efficacité de sa méthode, il tente de guérir les volumineux abcès du mal de Pott. Des succès relativement nombreux paraissent devoir donner raison à ce moyen. M. Boinet relate dans son livre quatre observations suivies de guérison, après un certain nombre d'injections iodées, et un traitement variant de six à quinze mois.

Entre les mains d'autres chirurgiens, il n'en était pas de même, et malgré les injections iodées faites avec toutes les indications opératoires, M. Alquié publiait en 1850, deux observations de mort survenue peu de temps après l'opération.

Dans une discussion à la Société de chirurgie, séance du 21 avril 1852, au sujet de la nouvelle méthode, Robert communique deux cas d'abcès traités par M. Boinet lui-même, et dans lesquels les malades ont succombé dans le marasme, l'un trois semaines après la quatrième injection, l'autre, avec une gangrène des téguments, deux mois après.

Guersant a eu quelques succès chez les enfants; mais chez un malade des accidents d'une telle gravité se déclarèrent après la première injection, qu'il fut obligé d'y renoncer. Roux n'a jamais obtenu de guérison, mais il croit les injections capables de produire une certaine amélioration. Voillemier a publié également deux cas d'insuccès. Enfin, une fois, l'injection a pénétré dans le péritoine, et le malade a succombé en deux jours à une péritonite suraiguë ; le cas est unique, et nous ne faisons que le citer sans en tirer d'argument contre la méthode.

Il est encore un danger des injections iodées qui résulte de l'absorption rapide de l'iode par l'organisme. Demarquay, dans son mémoire lu à l'Académie de médecine en 1867, *sur l'absorption*, s'exprime ainsi à propos de ces injections.

« Depuis les travaux de Velpeau (« Des cavités closes et de la possibilité de les modifier par la teinture d'iode», *Annales de la chirurgie française* 1841-1846), depuis surtout les travaux de M. Boinet sur le traitement des abcès froids et par congestion par les injections iodées, il est important de se rendre un compte exact de ce qui se passe dans ces conditions.

« Il en résulte que l'absorption par les parois du foyer d'un abcès froid se fait avec une telle rapidité que la réaction de l'iode a pu apparaître dans les urines huit ou dix minutes après l'injection. — Tout l'iode injecté est éliminé au bout de quatre à cinq jours, par les glandes salivaires et les reins. Mais si une grande quantité d'iode est injectée à la fois, ou, si chaque jour on pratique de nouvelles injections, le sang se charge d'une telle quantité d'iode que les reins et la salive sont impuissants à l'éliminer. De là des accidents graves et mortels.

« Conclusions : Les injections iodées et iodurées faites dans les abcès chauds, dans les abcès froids ou dans les cavités kystiques enflammées ou non, sont absorbées avec rapidité. J'ai constaté que l'élimination avait lieu par la salive dans un temps qui varie de trois à quarante-cinq minutes.

« L'iode introduit en grande quantité peut avoir sur l'organisme une action souvent fâcheuse. »

Il importe cependant de conserver un moyen thérapeuthique qui a fait ses preuves. Employé avec prudence, l'iode rend les plus grands services pour obtenir la cicatrisation d'un trajet fistuleux, et même la guérison d'une carie osseuse superficiellement placée, pour exciter et faire bourgeonner les parois atoniques des abcès froids, idiopathiques ou ossifluents, mais dans les grandes collections purulentes qui accompagnent le mal de Pott, l'étendue même de la poche, la longueur des trajets fistuleux et la profondeur de la lésion vertébrale semblent contre-indiquer son emploi. D'ailleurs il paraît difficile d'éviter l'inflammation des cavités splanchniques voisines, et surtout du péritoine, quand il s'agit de traiter les abcès de la fosse iliaque en provoquant artificiellement leur inflammation.

Dans un chapitre suivant, nous montrerons qu'avec le pansement antiseptique on peut obtenir d'autres résultats.

4° Drainage

Introduit dans la pratique journalière de la chirurgie par Chassaignac en 1851, le drainage des abcès allait faire oublier les procédés défectueux auxquels on avait recours avant cette méthode. Le drainage a, sur les autres moyens de traitement des collections purulentes, des avantages assez marqués pour expliquer les nombreuses applications qu'en a faites son auteur.

« Il est, dit Jules Rochard, un genre d'abcès symptomatiques, le plus grave de tous, dans lequel le drainage nous paraît appelé à rendre de grands services, bien que les résultats obtenus par l'auteur de la méthode ne soient pas très encourageants, et que les essais que nous avons nous-même tentés, ne le soient pas davantage. Nous voulons parler des abcès par congestion. Nous pensons comme lui qu'il faut ouvrir les abcès par congestion. En opérant de bonne heure, on peut prévenir les complications, et, si elles arrivent, les dominer. Le malade a plus de forces pour la lutte qui va s'engager, la lésion osseuse est moins avancée, l'abcès moins considérable ; on peut arriver, à l'aide de soins persévérants, à le transformer en un trajet fistuleux qui continuera à éconduire au dehors la suppuration, et qui pourra même se tarir un jour, si le traitement général parvient à triompher de la lésion primitive. »

L'ouverture une fois pratiquée, comme il est impossible d'empêcher la pénétration de l'air, on doit s'appliquer à en prévenir les inconvénients, à empêcher par des lavages la stagnation et l'altération du pus.

Le drainage n'agit point du tout à la manière de l'incision. D'abord il ne désemplit pas brusquement la poche purulente, qui peut revenir peu à peu sur elle-même, le pus est évacué au fur et à mesure de sa production, et on évite ainsi la formation de clapiers qui retiennent dans la cavité les produits purulents altérés.

Secondée par des lavages répétés et surtout par des lavages antiseptiques comme la majorité des chirurgiens les pratiquent aujourd'hui, cette méthode a donné des succès, mais rarement la guérison s'est effectuée sans que le malade n'ait éprouvé quelques accidents fébriles parfois assez graves pour mettre sa vie en danger.

Le Dr Amédée Pain, dans sa thèse inaugurale, rapporte un cas de guérison par le drainage et les lavages, nous le résumons en quelques mots.

B:.. 23 ans, entre le 2 octobre 1856 à l'hôpital Lariboisière, salle Saint-Augustin, n° 23.

Mal de Pott, gibbosité dorso-lombaire, abcès par congestion dans la fosse iliaque droite. Santé générale bonne.

6 octobre. Drainage de l'abcès.

8 octobre. Fièvre, inappétence, soif. Douleur dans la région iliaque droite.

12. Aggravation. Fièvre continuelle, sueurs abondantes, douleurs très vives, le pus est séreux, fétide; on fait plusieurs fois des injections d'eau tiède dans le foyer.

15. Amélioration.

4 novembre. Les accidents fébriles reparaissent.

Ces symptômes persistent jusqu'au milieu de novembre, il survient alors une amélioration qui s'accentue de jour en jour ; au commencement de décembre, le malade peut se lever. Il sort de l'hôpital le 27 décembre. Le tube en caoutchouc est enlevé, et le malade conserve seulement deux petits orifices fistuleux qui fournissent très peu de pus.

La guérison s'est maintenue.

Deux autres observations suivies de guérison sont aussi publiées dans le traité de la suppuration de Chassaignac ; dans les deux cas, il s'agissait de sujets de trente ans et de vingt-cinq ans, qui ont présenté à plusieurs reprises les signes de l'infection putride.

Malheureusement tous n'échappent pas aux atteintes redoutables de cette complication. La méthode du drainage, à côté de succès incontestables, compte aussi de nombreux revers. Il suffit de citer les observations numéros 203, 204, 207 suivies de mort à échéance plus ou moins longue.

Nous devons reconnaître que l'emploi du drainage a rendu cependant d'immenses services en chirurgie, et que le tube élastique perforé est devenu partie essentielle du pansement antiseptique aujourd'hui si répandu.

Nous devons signaler plusieurs monographies remarquables sur le drainage, notamment la thèse de Bautier, Paris, 1869.

Vers la même époque, M. Guyon a émis l'opinion que le plus simple et le meilleur traitement des abcès par congestion, consiste à les drainer et à pratiquer largement des injections d'eau alcoolisée; sous l'influence de ce traitement, il a vu les phénomènes généraux, frissons, fièvre, tomber rapidement; la suppuration se modifie et diminue, le malade reprend de l'appétit et des forces.

Desprès emploie également le drainage et obtient des succès ; un de ses malades n'a jamais eu trace de fièvre, ni élévation de température.

Ouverture, drainage, injections détersives ou antiseptiques; c'était un grand pas vers la méthode antiseptique, dont l'exposé fera l'objet de notre prochain chapitre.

Mais avant, nous devons rappeler brièvement les divers et nombreux moyens proposés pour le traitement des abcès par congestion, fondés la plupart sur les dangers d'introduction de l'air, et qui ont donné des succès à leurs auteurs.

Pour éviter l'introduction de l'air dans le foyer et les accidents redoutables qui en sont généralement la conséquence, le Dr Grith, chirurgien du grand hôpital de Milan, ouvre les abcès par congestion sous l'eau; cette pratique a été l'objet d'une communication au congrès de Florence, 1869.

Le Dr Puel dans sa thèse d'agrégation rapporte un cas d'ouverture d'abcès par congestion suivie de lavages phéniqués. L'abcès avait d'abord été ponctionné; puis l'ouverture fut agrandie pour permettre les lavages que l'on fit minutieusement tous les jours. La suppuration diminua peu à peu par ce traitement; douze jours après, elle était presque nulle, en même temps que l'état général subissait la plus heureuse transformation. Un mois après, la suppuration était complètement tarie. La gibbosité persistait.

La guérison s'est confirmée.

Quand les ponctions successives ne parviennent pas à empêcher la reproduction incessante du pus, Robert essayait d'imiter la nature en créant artificiellement une fistule qui laissait écouler le pus à mesure qu'il se formait.

Si l'orifice de la ponction s'oblitère, et que la pression du pus soit insuffisante pour rompre la cicatrice, il pratique une nouvelle ponction, en ayant soin de laisser la canule en place pour livrer passage au pus tant que dure la lésion osseuse qui le produit. »

Pour combattre les accidents d'inflammation et la fétidité du pus, il emploie les injections iodées. Il cite à l'appui de sa méthode plusieurs cas heureux que l'on trouvera consignés dans ses conférences de clinique chirurgicale, p. 215.

Un chirurgien de Lyon, Pétrequin, ouvre les abcès par congestion au moyen de l'application d'une pastille de potasse en deux points peu éloignés, et par ces ouvertures, il injecte dans la poche une solution de potasse caustique au centième augmentant progressivement jusqu'à 2 0/0.

La ponction capillaire et l'aspiration par les appareils de Dieulafoy et de Potain sont quotidiennement employées dans les hôpitaux ; c'est la méthode de Guérin perfectionnée. Dieulafoy, dans son livre de l'*Aspiration des liquides morbides*, rapporte deux cas de guérison d'abcès par congestion par cette méthode ; ce sont des cas heureux, mais nous croyons que cette opération, faite en vue seulement d'évacuer le pus, ne peut avoir qu'une faible influence sur la marche de la lésion osseuse.

De Saint-Germain et Gillette, chirurgiens de Paris, se servent de cet appareil, mais ils ne ponctionnent l'abcès que lorsqu'il menace de s'ouvrir spontanément.

A Lyon, c'était la méthode adoptée avant l'introduction du pansement de Lister ; quelques chirurgiens l'emploient encore, mais à notre connaissance, il n'est pas d'abcès par congestion qui ait été guéri par elle.

Enfin, pour ne rien omettre, nous devons citer la pratique de M. Houzé de l'Aulnoit, chirurgien de Lille, qui, depuis ces dernières années, traite ces abcès par l'ouverture et les lavages à l'eau salée et obtient des succès.

Une méthode qui, au premier aspect, paraît barbare, a donné des résultats que nous trouvons consignés dans la *Gazette médicale* de Paris, 1841.

Se fondant sur ce principe que l'ablation de la surface interne des abcès par congestion empêche l'action de l'air sur la membrane pyogénique, Seutin rapporte le fait suivant :

Observation résumée. Abcès par congestion de la région postérieure de la cuisse. Mal de Pott et saillie de la première lombaire.

Ponction, puis ouverture large et excision du kyste tantôt avec le bistouri, tantôt avec les ciseaux. La cavité s'étendait jusqu'à l'échancrure sciatique, où une sonde introduite s'engageait dans un trajet fistuleux.

Opération le 27 mars 1837.

Le malade sort le 20 mai avec une fistule.

L'année suivante traitement général, exutoire à la région lombaire. Iodure de potassium.

Guérison parfaite en septembre 1838.

La multiplicité des moyens employés pour guérir les abcès par congestion, montre suffisamment la difficulté d'attaquer cette affection, et surtout, d'atteindre la lésion osseuse qui en est l'origine. Il nous reste encore à parler d'un dernier traitement qui, connu depuis quelques années à peine, s'est répandu presque universellement, et donne tous les jours des résultats sur lesquels il eût été puéril de compter avant notre époque.

CHAPITRE IV

INTRODUCTION DU PANSEMENT DE LISTER DANS LA CHIRURGIE

Le professeur d'Édimbourg a mis à profit la plupart des méthodes que nous avons exposées. Les liquides antiseptiques étaient employés, le drainage était découvert avant que Lister eût créé le pansement qui porte son nom.

Un illustre chimiste français, M. Pasteur, venait à peine d'attirer l'attention du monde scientifique sur la présence de germes innombrables dans l'air que nous respirons, que le chirurgien anglais saisissant cette idée, essayait d'en tirer parti, et presque aussitôt, donnait la solution du problème.

Avec M. Pasteur, M. Lister croit à l'existence dans l'atmosphère de germes nombreux qui, mis en contact avec les substances organiques, engendrent la putréfaction.

Ce qui domine dans toute sa pratique chirurgicale, ce sont les procédés destinés à détruire ces germes, qui s'attachent à la peau, se trouvent sur les pièces de pansement, dans les liquides et les topiques employés ; qui pénètrent dans la plaie avec les instruments et les doigts de l'opérateur. Cette destruction accomplie, il protège les plaies et les liquides qui s'en écoulent contre l'action de l'atmosphère qui leur apporte ses germes.

Parti de ce principe, il s'est attaché surtout à rendre antiseptique tout objet, tout liquide qui peut arriver au contact d'une plaie. L'air est purifié par le nuage phéniqué (*spray*) que lance constamment le pulvérisateur, les parties sur lesquelles le chirurgien va opérer sont lavées soigneusement avec les solutions prescrites; il en est de même des instruments et des mains de l'opérateur et des aides, qui doivent être préalablement plongés dans le liquide antiseptique.

Nous ne nous arrêterons pas dans la description des pièces du pansement de Lister; nous renverrons aux nombreuses descriptions qui en ont été faites, et notamment à la monographie de M. Poncet, de Lyon, et au livre de M. Lucas-Championnière publié dans le courant de cette année. Inauguré par Lister en 1867, ce pansement a été rapidement adopté par les chirurgiens de l'Europe et de l'Amérique; il nous suffira de citer Saxtorph, de Copenhague, Volkmann de Halle qui l'ont appliqué les premiers sur le continent, et lui doivent leurs brillantes statistiques. Pour la première fois en France, M. Létiévant l'a expérimenté dans son service de l'Hôtel-Dieu en 1869. Depuis, M. Lucas-Championnière s'en est fait l'ardent promoteur, MM. les professeurs Guyon, Verneuil et Panas le suivirent dans cette voie, et furent bientôt convaincus par leur propre expérience de l'excellence de la méthode.

C'est pour l'infection purulente, la pyohémie que l'influence du nouveau pansement est surtout frappante;

nous ne nous rappelons pas avoir vu un seul cas de pourriture d'hôpital depuis que nous fréquentons les divers services de chirurgie lyonnais, où la méthode antiseptique est instituée; et pourtant cent blessés sont couchés dans la même salle, quelques-uns d'entre eux ayant subi des opérations extrêmement graves.

Ouverture des abcès par congestion par la méthode de Lister. — L'idée d'ouvrir les abcès par congestion n'est pas nouvelle, nous avons cité plus haut les auteurs qui ont employé cette méthode et ont obtenu des succès. Avec le pansement de Lister, avec le drainage, la chose devenait facile, et le patient n'était plus exposé aux redoutables dangers qui étaient, il y a peu de temps encore, la conséquence de l'ouverture large. Tout le monde connaît l'innocuité relative des plaies sous-cutanées et la rapidité avec laquelle elles se terminent; la nouvelle méthode transforme toute plaie découverte en plaie sous-cutanée; le nuage antiseptique l'isole complètement de l'atmosphère ambiante et des germes qu'elle contient; l'acide phénique les atteint jusqu'au cœur de la plaie et les rend inoffensifs, s'il ne les détruit pas tout à fait.

Le drainage de la plaie ou des collections purulentes se fait ordinairement avec le tube de caoutchouc perforé que les Anglais appellent gracieusement du nom de son inventeur, tube de Chassaignac; Lister emploie aussi le crin de cheval phéniqué, et un de ses élèves, le docteur Chiene, d'Edimbourg, se sert de drains en catgut. Quelle que soit la matière qui compose le drain, le tube de Chassaignac doit toujours être placé verticalement dans un angle déclive de la plaie, coupé au ras de la peau, après avoir été fixé par un fil destiné à le maintenir, et à le retirer à chaque pansement.

Le professeur Lister est un partisan convaincu de l'ouverture des abcès par congestion, même des abcès qui dépendent d'un mal de Pott. Nous ne pouvons faire mieux que rapporter ses propres paroles à la Société de chirurgie de Paris, séance du 26 juin 1878.

« Prenons par exemple les abcès par congestion : si on ne les ouvre pas, sauf le volume, il n'y aura pas d'inconvénients. Si on les ouvre avec de petites incisions, il surviendra de la fièvre, des accidents putrides qui entraîneront l'hecticité et la mort. Si pour éviter ce danger, on pratique des ponctions avec aspiration, dans la majorité des cas, le pus se reformera, il faudra y revenir souvent et on ne guérira pas le malade.

« Mais il en sera tout autrement *si on ouvre largement*, si pour obtenir un libre écoulement, on place un tube à drainage, et si après avoir fait l'opération avec la méthode *antiseptique*, on fait un bon pansement antiseptique que l'on continuera avec grand soin jusqu'à guérison complète.

« Le premier résultat que l'on obtient est de ne pas avoir de fièvre, d'obtenir un écoulement séreux qui devient en quelques jours assez peu abondant pour ne plus changer ce pansement qu'une fois par semaine; si à ce pansement on ajoute la précaution de faire garder la position horizontale, on peut guérir complètement et radicalement les malades.

« J'ai, grâce à ce traitement, obtenu un grand nombre de cas de guérison absolue, parmi lesquels il y avait carie et séquestre du corps des vertèbres. »

Et plus loin :

« On m'objecte que les abcès de la fosse iliaque guérissent seuls et que mes résultats ne sont pas définitifs. Je regrette de ne pouvoir montrer des malades parvenus au dernier degré de l'hecticité et qui, dès le lendemain de l'application du pansement antiseptique, ont vu disparaître la fièvre. Je ne dis pas que je suis à l'abri de toute récidive, mais j'affirme que, dans la majorité des cas, j'ai obtenu une guérison définitive. »

Thomas Smith, donnant les résultats de sa pratique chirurgicale et du traitement des blessures et des abcès par la méthode antiseptique de Lister, arrive à la même conclusion : « Les abcès lombaires qui, généralement tournent à mal après évacuation, sont justiciables heureusement de ce traitement, pourvu qu'avec un *soin minutieux* on prenne toutes les précautions antiseptiques jusqu'à la fermeture complète des fistules. »

Nous ne citerons que l'opinion de deux auteurs français. Dans la discussion mémorable qui eut lieu à la Société de chirurgie en 1879, au sujet du pansement de Lister, M. Panas termine ainsi :

« On se souvient de l'opinion des chirurgiens sur les abcès froids. Nous les considérions presque comme des *noli me tangere*, et pour mon compte, je professais ouvertement que je n'ouvrirais jamais un abcès par congestion pour plusieurs raisons : d'abord c'est qu'ils guérissent spontanément, et je pourrais citer l'exemple d'un malade atteint de deux abcès par congestion symptomatique, d'un mal de Pott, qui guérit après dix-huit mois de séjour dans une gouttière Bonnet.

« Malheureusement, c'est là l'exception, et quelques chirurgiens, en prévision d'une ouverture spontanée devant se produire tôt ou tard, ont eu recours à l'ouverture sous-cutanée. Notre collègue Dolbeau agissait ainsi. Mais il arrive encore qu'après deux ou trois ponctions, il reste une fistule avec ses dangers. Nous connaissons aussi les échecs que donnent les ponctions capillaires et l'aspiration. On se rappelle que Nélaton les ponctionnait avec un gros trocart et faisait des lavages dans la poche. Tout cela échouait, et j'en étais arrivé à un nihilisme chirurgical à ce sujet. C'est alors que j'ai employé le Lister.

« J'ai ouvert un certain nombre d'abcès, et je puis dire que les accidents inhérents à l'ouverture de ces abcès sont nuls : j'ajoute que la suppuration de ces vastes poches se réduit à très peu de chose ; il y a là une facilité de réparation qui étonne véritablement. »

M. Panas a publié dans la *Gazette hebdomadaire de médecine et de chirurgie*, année 1878, les résultats cliniques obtenus dans son service de Lariboisière, par le pansement de Lister. Nous y avons trouvé un chapitre spécial ayant trait aux abcès par congestion, et un de ses élèves, M. Valadier, en a fait le sujet de sa thèse inaugurale (Paris, 1879). Dans ce travail sont rapportées un certain nombre d'observations, toutes en faveur de la méthode ; dans la plupart il ne s'agit que d'abcès ossifluents de petit volume ; nous ne trouvons que trois observations d'abcès de la fosse iliaque et du pli de l'aine que nous résumons :

Obs. 2. Relm Alphonse, entré le 15 avril 1877. Abcès froid de la région iliaque droite, datant de six mois. Ouverture de 5 centimètres au Lister le 21 avril. Dénudation de l'os iliaque. Guéri sans fièvre le 30 avril suivant.

Obs. 7. Chavaloff Berthe, vingt ans, entrée le 22 octobre 1877. Abcès froid volumineux, face postérieure de la cuisse droite, datant d'un mois. — Ouverture de 10 cent. le 27 octobre ; pas d'os dénudé; un verre de pus. N'a pas eu de fièvre ; guérie le 10 décembre 1877.

Obs. 10. Mansier Alexandre, 24 ans; entré le 12 novembre 1877.

Abcès froid région trochantérienne droite, de six mois, volume d'une orange. — Ouverture le 24 décembre; pas de dénudation de l'os, mais l'abcès remonte au périnée. — Température 38° à 39° pendant cinq jours, puis apyrexie. Depuis lors jusqu'à aujourd'hui, trajet suppurant à peine.

État général excellent.

Aucun de ces abcès, sauf peut-être le dernier, ne nous paraît lié au mal de Pott, aussi la conclusion de M. Panas en fait-elle à peine mention. Nous y reviendrons.

Lucas-Championnière a appliqué la méthode de Lister à l'ouverture des abcès par congestion; quoique nous n'ayons pas trouvé de cas relaté par cet auteur, nous devons cependant résumer l'opinion qu'il émet dans son livre; il conclut énergiquement en faveur de l'ouverture listérienne.

« Le traitement des abcès par congestion, dit-il, est certainement une des applications les plus difficiles de la chirurgie antiseptique, mais c'est aussi l'une des plus précieuses. Ces abcès sont restés jusqu'à ce jour des *noli me tangere;* on ne les abordait qu'avec une répugnance extrême. Si on veut les ouvrir antiseptiquement on obtient un premier résultat; l'évacuation du liquide n'est pas suivie de l'inflammation de la poche. Si le pansement est longtemps continué, la poche finit par se réduire à une fistule étroite, et il peut arriver que la lésion osseuse guérit spontanément.

« L'ouverture doit être suffisante pour un écoulement très facile et pour le passage du drain. Pour les abcès migrateurs venus de loin, de la colonne vertébrale, il est préférable de les ouvrir simplement sans les laver.

« Quel est le résultat de l'opération? La poche se rétrécit et une partie des parois s'accole; la guérison se fait lentement, sans fièvre, sans complication chirurgicale.

« Le traitement de ces abcès demande une rigueur extrême dans l'application du pansement, car si l'on venait à échouer, il ne s'agirait pas d'une guérison retardée, mais souvent d'une terminaison fatale, comme dans le cas où on ouvre ces poches sans précaution. »

Pour les grands abcès, cet auteur emploie des injections au chlorure de zinc au dixième; il ajoute ce complément à la méthode dans des cas où il n'est pas bien sûr de la qualité du pansement et des précautions antiseptiques.

Il a fait deux de ces injections chez un jeune homme porteur d'une immense poche purulente de la région dorso-lombaire. La guérison survint assez rapidement, et dix mois après il n'y avait pas eu de récidive.

On trouvera dans une de nos observations un cas d'abcès traité par l'injection au chlorure de zinc. C'est un agent modificateur énergique qui a donné un résultat excellent dans ce cas observé à la clinique de M. Poncet.

Il serait trop long de citer ici tous les chirurgiens qui ont adopté le pansement antiseptique, les uns en se conformant exactement aux indications et au manuel opératoire de Lister, les autres la modifiant et le perfectionnant. Parmi les derniers on compte les professeurs Langenbech, de Berlin, Thiersh, de Leipzig, et Bilroth, de Vienne ; ces modifications sont de peu d'importance et ne permettent pas de séparer leur pansement du véritable Lister.

Terminons cet exposé par le rapport du docteur du Pré au sujet des abcès par congestion, dans son chapitre sur la chirurgie de Lister à Londres.

« On conseille de ne pas ouvrir les abcès par congestion en général. Mais lorsque ces lésions peuvent être traitées antiseptiquement, leur pronostic change du tout au tout ; nous avons pu voir ici (dans le service de Lister) deux cas d'abcès par congestion de l'aine, avec carie des vertèbres dorsales, dont la suppuration, après l'ouverture de l'abcès, s'est complètement tarie, et la plaie extérieure fermée ; afin de ne pas réveiller le processus ulcératif éteint dans les vertèbres primitivement malades, le professeur a soin, même après la guérison complète de l'abcès, de maintenir ses malades pendant un certain temps, dans l'immobilité la plus grande possible ; ce qui peut d'ailleurs légitimement faire croire à la guérison définitive, c'est l'aspect extérieur de ces malades qui est bon, et leur embonpoint qui augmente ; qu'on se rappelle les phénomènes qui suivent l'ouverture d'un abcès par congestion traité par la méthode ordinaire, même par l'aspiration sous-cutanée ! »

G.-W. Callender, de Londres, recommande le mode de traitement suivant : on ouvre l'abcès, s'il n'est déjà ouvert, assez largement pour y introduire le doigt; on le vide du pus qu'il renferme aussi complètement que possible, puis on injecte de force une solution chaude d'acide phénique à 1 pour 30 de manière à distendre la poche; puis on laisse écouler le liquide injecté, place un tube à drainage et le recouvre d'un morceau de lint trempé dans l'huile phéniquée. C'est un Lister modifié par un des partisans de la méthode dès son apparition. Le chirurgien anglais a ainsi traité avec succès un abcès résultant d'un mal de Pott et un abcès froid de la région lombaire chez un enfant; il a vu que les abcès symptomatiques d'une carie osseuse peuvent se réduire ainsi à l'état de sinus ne donnant aucune suppuration.

Le cadre restreint de ce travail ne nous permet pas de passer en revue tous les procédés d'ouverture des abcès par congestion qui se rapprochent plus ou moins de la méthode de Lister. Sous toutes les formes, l'acide phénique a donné des succès, et l'on peut presque sans erreur renvoyer les détracteurs de la méthode aux numéros de la *Lancette* anglaise, où ils pourront presque à chaque page trouver un fait heureux dû au pansement et aux précautions listériennes.

Depuis 1875, le pansement antiseptique a acquis droit de cité à Lyon. Modifié dès son introduction, il a changé aussi la statistique chirurgicale de nos hôpitaux. Enfin il a pu être employé dans toute son intégrité et suivant les principes de son auteur. Il est aujourd'hui le seul admis pour les opérations qui paraissent comporter le moindre danger; son application à quelques cas d'abcès par congestion, la plupart provenant de la colonne vertébrale, fera l'objet du prochain chapitre.

CHAPITRE V

OBSERVATIONS

Observation I. — *Mal de Pott. Abcès par congestion. — Ouverture, Guérison.*

M*** Vital, 20 ans, né à Saint-Martin-d'Ollières (Puy-de-Dôme), cultivateur à Azérat (Haute Loire),entré le 15 mars 1880 à l'Hôtel-Dieu de Lyon, salle Sainte-Marthe, n° 17. — Cet homme a toujours joui d'une bonne santé. On ne trouve dans ses antécédents ni scrofule ni rhumatisme. L'affection pour laquelle il entre à l'hôpital remonte à six mois environ. Elle est arrivée sans cause appréciable.

Il se plaint de souffrir légèrement au niveau de la colonne lombaire; la pression est cependant peu douloureuse; pas de gibbosité, pas de paraplégie, les forces musculaires sont bien conservées.

A son entrée, on constate la présence d'un abcès volumineux à la face antéro-interne de la cuisse droite; on sent nettement la fluctuation, que l'on perçoit aussi au-dessus du ligament de Fallope, dans la fosse iliaque.

L'abcès augmente rapidement; son volume est tel qu'il menace de disséquer les muscles de la cuisse. La peau est intacte.

Opération le 31 mars 1880. Pas d'anesthésie. M. Létiévant fait au bistouri une incision de 10 centimètres environ, au niveau du tiers supérieur de la cuisse. Pulvérisations phéniquées, lavage des mains et des instruments, toutes les précautions listériennes sont exactement observées.

Il sort de l'abcès un litre environ de pus épais, contenant des débris osseux et notamment un fragment qu'on reconnaît appartenir à une vertèbre. Suture de la plaie; on place un drain à l'angle inférieur de l'ouverture et on le coupe au ras de la peau. Pansement de Lister.

Pendant l'opération, on reconnaît au pli de l'aine gauche un nouvel abcès qui avait jusqu'alors échappé aux investigations.

Le soir, le malade va bien, il n'a pas de fièvre, il ne souffre pas. Le pansement est renouvelé tous les trois jours. Le pus s'écoule régulièrement, peu abondant. Pas de rougeur de la plaie; état général excellent, pas de fièvre.

Suites simples. Le malade sort de l'hôpital le 26 mai; il n'a pas de fistule.

Le pansement de Lister a toujours été fait, soit par M. Létiévant lui-même, soit par son interne, notre excellent collègue, M. Montaz, à qui nous devons cette observation.

Obs. II. — *Mal de Pott. Abcès volumineux de la fosse iliaque droite et de l'aine. — Ouverture au Lister. — Guérison avec une fistule* (communiquée par M. Poncet).

J... X***, 19 ans, est entré au mois de mars 1879 à l'hôpital de la Croix-Rousse, salle Saint-Eucher, service de M. Poncet.

Cet enfant est porteur d'un mal de Pott, occupant la région dorso-lombaire avec gibbosité très apparente; il existe dans la fosse iliaque droite un vaste abcès ayant franchi l'arcade crurale correspondante, et faisant une saillie volumineuse à la partie interne de la cuisse. La fluctuation est des plus nettes, les deux collections purulentes communiquent ensemble. La pression, au niveau de la gibbosité est à peine douloureuse.

Le début de la maladie remonterait à trois ans, au dire du petit malade, qui est pâle et amaigri ; il est resté pendant de longs mois immobilisé.

Le 21 mars, l'enfant étant placé sur le pelvi-cuvette, dont M. Poncet se sert toujours pour faire des lavages, des irrigations sur la région pelvienne, toutes les précautions antiseptiques ayant été prises, ce chirurgien pratique sur la masse fluctuante, à la partie interne de la cuisse, une incision de 4 centimètres. Il s'écoule trois quarts de litre environ d'un pus séreux avec de nombreux grumeaux. On prend grand soin de n'exercer aucune pression sur la poche. Dans l'ouverture, on place un drain de moyen calibre (celui d'une plume à écrire) mesurant 6 centimètres de longueur. De nombreuses couches de gaze sont alors appliquées; le pansement antiseptique est fait dans toute sa rigueur, et le malade est immobilisé dans une grande gouttière.

22 mars. Temp. rectale 37° 7. L'enfant a mangé et dormi comme de coutume. On change le pansement avec la plus grande précaution. La gaze est imprégnée d'un liquide légèrement sanguinolent, qui n'est pas venu jusqu'à la surface garantie par le mackinstosh. — Point d'odeur, soit du liquide, soit du drain.

23 mars. — État général aussi satisfaisant. Le pansement est renouvelé; temp., 37° 6.

Les jours qui suivent ressemblent aux deux premiers; il n'y a eu à aucun moment de la fièvre ni de la douleur.

Lorsque M. Poncet quitta la Croix-Rousse pour l'Hôtel-Dieu, le 6 avril, le drain avait été enlevé depuis quelques jours; la poche était complètement revenue sur elle-même, mais il restait un petit trajet fistuleux par où s'écoulait un peu de liquide séreux. Le pansement n'était changé que tous les trois jours.

A la fin du même mois, le malade sortait de l'hôpital pour aller à la campagne. Le petit trajet fistuleux persistait.

Obs. III. — *Mal de Pott, abcès par congestion; ouverture, guérison.*

Louis A***, 40 ans, de Vesseaux (Ardèche), entré à l'Hôtel-Dieu de Lyon, salle Saint-Louis, n° 46, service de M. Mollière, le 8 février 1880. La lésion vertébrale remonte à plusieurs années. Consécutivement, méningite spinale, paraplégie, douleurs fulgurantes et épilepsie spinale.

Depuis plusieurs mois, un abcès est venu faire une saillie volumineuse à la face antérieure de la cuisse droite.

Le 8 mai, opération sous le nuage phéniqué. M. Mollière incise l'abcès au tiers supérieur et externe de la cuisse; il fait deux ouvertures à 15 centimètres de distance, à travers lesquelles il fait passer un drain de gros calibre.

Pansement de Lister.

Le malade n'a presque pas eu d'élévation de température; il n'a jamais eu de frisson. Chaque jour on refait le pansement. Irrigation du foyer de l'abcès avec de l'eau phéniquée. Un mois et demi après l'opération, on retire le drain. La cicatrisation de l'ouverture a été complète en très peu de temps.

31 octobre, l'abcès ne s'est pas reformé. Ce malade est encore dans le service de M. Mollière : il y a trois mois, août 1880, application de pointes de feu sur la région vertébrale. Aujourd'hui son mal de Pott persiste avec une paraplégie presque complète.

Obs. IV. — *Mal de Pott, abcès lombaire. Ouverture. Pansement de Lister. Guérison.*

L*** Joseph, 29 ans, chapelier, entre à l'Hôtel-Dieu, salle Saint-Philippe, n° 29, le 3 juin 1880. Ce malade présente au sommet du poumon droit des signes non douteux d'induration.

Il y a trois ans, sans cause appréciable, il s'aperçut de la présence d'une petite tumeur de la grosseur d'une noix siégeant à la région dorsale, au voisinage de la colonne vertébrale, à la hauteur des dernières vertèbres dorsales.

Depuis le début, cette tumeur a augmenté peu à peu de volume jusqu'à ce jour. A l'examen, on trouve dans la région lombaire du côté gauche, une tumeur étalée en surface, peu saillante, lisse, fluctuante, large de 15 centimètres environ à sa base. A la partie inférieure, elle s'étend jusqu'à la crête iliaque, en haut elle s'étend jusqu'à la huitième dorsale. La peau est distendue, non ulcérée ; au niveau de la première lombaire, la pression fait reconnaître un point douloureux.

3 juillet, opération. Anesthésie, vapeurs antiseptiques et précautions habituelles du procédé listérien. M. Poncet fait avec le bistouri une incision transversale de 7 centimètres allant de la colonne vertébrale à l'épine iliaque antéro-supérieure. Écoulement abondant de pus. Râclage de la cavité à l'aide de la curette de Volkmann. Réunion des lèvres de la plaie par huit points de suture. On place un drain phéniqué et on applique le pansement de Lister.

4 juillet. État satisfaisant. La plaie n'a pas de gonflement, elle n'est ni rouge ni douloureuse. Deuxième pansement listérien.

6 juillet. Très bon état général; on enlève quelques points de suture; le drain est diminué de longueur, lavé et replacé. Pansement de Lister.

10 juillet. État excellent. Tous les points de suture ont été en-

levés. La réunion immédiate s'est faite sur la plus grande étendue de l'incision, la suppuration est presque nulle.

12 juillet. Le malade va beaucoup mieux, il demande sa sortie; la douleur lombaire a beaucoup diminué.

Obs. V. — *Mal de Pott. Trois abcès par congestion. Ouverture et drainage. Pansement de Lister. Guérison.*

Verp... Claude, 20 ans, d'Oullins, entre à l'Hôtel-Dieu de Lyon, salle Saint-Philippe, n° 5, le 26 juillet 1880. Ce malade se plaint de douleurs à la région lombaire ; à ce niveau la pression est douloureuse. Il y a trois mois, apparition d'une tumeur à la face antéro-interne de la cuisse droite.

A son entrée, on constate de la douleur à la pression de la région lombaire, mais pas de gibbosité. Sur la face antéro-interne de la cuisse droite, tumeur volumineuse, fluctuante. Dans la fosse iliaque du même côté, tumeur fluctuante communiquant avec la première. Enfin, en arrière, au niveau de la crête iliaque droite, existe une autre tumeur, qui, tout d'abord, ne paraît pas communiquer avec les précédentes, mais dont la communication a été constatée plus tard, au moment de l'opération.

Diagnostic. Trois abcès par congestion communiquant entre eux, et dépendant d'une carie osseuse siégeant à la colonne lombaire.

31 août. — Opération, anesthésie, vapeurs antiseptiques etc.

M. Poncet fait une incision de 5 centimères à la région postérieure au niveau d'un point fluctuant. Il sort par l'ouverture une assez grande quantité de pus. En pressant sur l'abcès de la cuisse, on fait sourdre du pus par l'ouverture du dos.

2° Incision de l'abcès de la cuisse. Pus abondant. — Lavage de la plaie, drainage et pansement de Lister.

Le soir de l'opération, état local bon ; pas de réaction fébrile. Peu de suppuration. Les drains sont soigneusement lavés et remis en place. — Pansement de Lister.

1er septembre. — État très satisfaisant, pas de douleur, pas d'odeur ; suppuration très peu abondante. Le pus qui s'écoule à la pression, contient des grumeaux qui obstruent l'ouverture. Le drain est lavé et replacé. — Pansement de Lister.

2 sept. — État général excellent. Pas de douleur, pas de gonflement ; suppuration assez abondante ; quelques grumeaux obstruent

le drain ; pas de rougeur au niveau de l'incision. — Pansement de Lister.

3 sept. — État général toujours très bon, pas de fièvre, pas de douleurs ; la suppuration est très peu abondante ; la plaie est en bon état. Pansement.

A partir de ce jour, les pansements se font tous les deux ou trois jours. — Le malade n'a pas eu de fièvre.

30 sept. — L'état général est parfait ; la plaie de la région iliaque est à peu près cicatrisée.

Obs. VI.— *Abcès par congestion de l'aine. Ouverture ; amélioration rapide.*

M··· Eugénie, 15 ans, de Rive-de-Gier, entre à l'Hôtel-Dieu de Lyon le 24 juin 1880 ; elle est couchée au n° 24 de la salle Sainte-Anne. Cette malade porte un abcès qui fait saillie à la face antéro-interne de la cuisse droite.

24 août. Incision au bistouri à la réunion du tiers supérieur et du tiers moyen de la cuisse. Il s'écoule une grande quantité de pus : irrigations phéniquées, lavages de la plaie, drainage et pansement de Lister.

25. La malade a eu après l'opération des vomissements qu'il faut, croyons-nous, rapporter à l'anesthésie. — Amélioration à la visite du matin. Dans le pansement, on trouve un peu de sang, mais pas de pus, pas d'odeur, pas de gonflement. — Pansement de Lister.

26. — État général excellent. Pas de fièvre. La plaie a un très bon aspect ; pas de gonflement. — Pansement de Lister. Le drain est lavé et remis en place ; pas de pus.

27. — État satisfaisant. La malade n'a pas eu de fièvre, pas de douleur ; un peu de pus à la pression. — Drain ; pansement de Lister.

28. — État général et local assez bons. — Ni gonflement ni douleur ; suppuration un peu abondante, un peu d'odeur.

1er sept. — La plaie marche très bien. La suppuration est peu abondante ; pas de fusée purulente, pas d'odeur.

4 sept. — État excellent. La plaie est en très bon état, il ne s'écoule plus de pus à la pression.

Obs. VII. — *Abcès par congestion de la région dorso-lombaire. Ouverture. Guérison rapide.*

B... Jean, 40 ans, cultivateur, de Saint-Pierre; entré le 29 mai 1880, salle Saint-Philippe n° 2, service de M. Poncet. Ce malade quoique beaucoup amaigri dit avoir toujours joui d'une excellente santé. — On ne trouve rien à l'examen des poumons.

Au mois de mars 1880, il ressentit quelques douleurs dans la région dorsale, du côté gauche à la base du thorax, en même temps qu'il s'aperçut d'une tuméfaction qui siégeait à ce niveau. Cette tuméfaction a augmenté graduellement jusqu'à son entrée à l'hôpital. A l'examen, on voit dans la région dorsale gauche, au niveau de la courbure des fausses côtes, une tumeur allongée, à base large, peu saillante, sans changement de couleur à la peau. Cette tumeur est molle, fluctuante, non réductible.

4 juin. — Opération avec les précautions habituelles de la méthode listerienne. Anesthésie. Incision au bistouri large de dix centimètres environ. Écoulement de pus très abondant, râclage de la cavité avec la curette. Lavage phéniqué. M. Poncet fait une cautérisation au chlorure de zinc liquide. La plaie est réunie par sept points de suture, un drain est placé à la partie déclive. — Pansement de Lister.

5 juin. — État excellent, point de fièvre; ni gonflement ni douleur ; le drain est lavé et replacé. — Pansement de Lister.

Tre Matin, 37°, 5.

— Soir, 37° 8.

11 juin. — La température a atteint son maximum, 38° 5, le 8 au soir; depuis elle a constamment baissé pour revenir à la normale le 10. — État excellent, réunion immédiate presque complète, peu de suppuration; on enlève tous les points de suture, sauf celui qui touche le drain. — Le tube est diminué de longueur, lavé et remis en place.

15 juin. — État excellent, pas de douleurs, pas de gonflement, souplesse des tissus. — Suites simples.

28 juin. — Le malade demande sa sortie. La réunion est à peu près parfaite.

Obs. VIII. — *Mal de Pott lombaire. Abcès par congestion de la fosse iliaque. — Ouverture.*

T... Antoine, 36 ans de Chamagnieu, Isère, entre à l'Hôtel-

Dieu, salle Sainte-Marthe n° 16, le 21 septembre 1880, service du professeur Létiévant. Il fait remonter le début de son affection à deux ans; jusqu'en 1878, il a joui d'une bonne santé. L'année dernière il dut cesser de travailler, à cause de douleurs lombaires n'ayant pas de point bien déterminé. Il était sujet à des malaises fréquents, perte d'appétit, digestions difficiles ; il avait parfois des frissons. — La marche était encore facile et il n'a jamais eu d'engourdissement ni de fourmillement dans les membres inférieurs.

A son entrée à l'hôpital, on constate une légère douleur au niveau de la colonne lombaire ; le malade ne peut se courber; quelques douleurs peu vives à l'exploration de l'abdomen.

On voit dans la fosse iliaque gauche, à deux ou trois travers de doigt au-dessus de l'arcade crurale une tumeur fluctuante qui a apparu il y a trois semaines.

Diagnostic. — Abcès par congestion de la fosse iliaque, consécutif à une carie lombaire.

Opération le 25 septembre selon la méthode de Lister. Pas d'anesthésie préalable. M. Létiévant fait, au point indiqué par la fluctuation, une incision couche par couche longue de 6 centimètres environ et suivant la direction du ligament de Fallope.

Issue d'une grande quantité de pus, près de deux litres.

Exploration de la poche et lavage avec la solution phéniquée aux 25/1000. — L'opérateur rejoint les lèvres de la plaie par plusieurs points de suture et introduit dans l'angle inférieur un drain de 10 centimètres de longueur.

Pansement de Lister recouvrant tout l'abdomen et la moitié supérieure de la cuisse gauche.

L'état du malade s'est amélioré depuis l'ouverture de l'abcès; il souffre moins, n'a plus de frissons et reprend peu à peu de l'appétit.

1er Pansement le 29 septembre. Les bords de la plaie sont légèrement rosés, non douloureux.

Le malade n'a eu ni fièvre ni frissons; la température prise dans le rectum matin et soir, accuse les chiffres suivants :

26 septembre	matin	37° 4
— —	soir	38° 4
27 —	matin	38° 4
— —	soir	38° 3

28	—	matin	37° 5
—	—	soir	38° 4
29	—	matin	37° 5
—	—	soir	38°
30	—	matin	37° 5
—	—	soir	38° 2
1er octobre		matin	37° 6
—	—	soir	38° 4

2 octobre. — Pansement de Lister. Tre Rle 37° 5.

L'état général est bon, les douleurs lombaires et abdominales sont à peu près nulles. — L'écoulement du pus est très peu abondant.

Du 2 octobre au 24, on fait le pansement tous les quatre jours. La température reste bonne. Le malade condamné au repos absolu ne se plaint pas de souffrir; son état général continue d'être bon; la suppuration est bien peu marquée, presque séreuse. Le pansement est toujours l'objet des plus minutieuses attentions.

24 oct. — Des changements se font dans les services. L'état général et local se maintient jusqu'au 27 octobre; ce jour-là, le malade a une élévation de température; le soir le thermomètre indique 39°. — On fait le pansement tous les matins.

A partir de ce moment, la fièvre prend un type franchement intermittent quotidien; normale le matin, elle atteint le soir et quelquefois dépasse 39°. Cependant l'état général est toujours assez bon, et la plaie présente un bon aspect.

Du 1er au 12 novembre, la température baisse et redevient presque normale; le malade a bon appétit, pas de troubles digestifs; il a un peu maigri.

Le 13 novembre, la fièvre reparaît et reprend le même type, variant entre 37, 4 le matin et 39° le soir (dans le rectum).

Même état pendant tout le mois de novembre, le pansement est fait très régulièrement tous les matins par les internes et les externes du service, puis tous les trois jours seulement à partir du 26 novembre.

1er décembre. — La fièvre persiste avec les mêmes allures; état local très satisfaisant; l'ouverture donne toujours un peu de pus séreux. — Le malade ne ressent plus de douleur à la région lombaire, il peut se tenir soit sur le côté, soit assis dans son lit. Le pansement est fait tous les trois jours.

10 décembre. — L'état est toujours le même, le malade se plaint de souffrir du côté droit.

13 décemb. — Amélioration subite, la température baisse sensiblement, elle s'élève à 38° 1 le soir. Un nouvel abcès se montre au pli inguinal du côté droit.

Depuis l'opération du 25 septembre, le malade ne ressent plus de douleur dans la colonne vertébrale.

Obs. IX. — *Mal de Pott. Abcès par congestion. Ouverture antiseptique.*

B... Marie Victorine, 21 ans est entrée à l'Hôtel-Dieu de Lyon le 28 octobre 1880, salle Sainte-Anne, n° 15.

Cette jeune fille a eu une santé parfaite pendant toute son enfance et sa jeunesse. On ne trouve dans son passé aucun antécédent diathésique, aucune manifestation scrofuleuse.

Elle fait remonter à trois ans le début de la maladie pour laquelle elle entre à l'hôpital. A la suite d'un refroidissement, ses règles furent supprimées, elle éprouva des malaises et des douleurs lombaires assez vives. Au bout de quelque temps, ces symptômes s'amendèrent, et elle put reprendre ses occupations.

Un an après, réapparition des douleurs, cette fois plus aiguës, plus étendues, parfois sous forme de douleurs en ceinture avec irradiation à la racine des cuisses.

Traitée pour une affection rhumatismale, elle alla tantôt mieux, tantôt plus mal. — Dans le courant de cette année, sentant le mal empirer, elle consulta de nouveau, et fut envoyée à Aix en Savoie où elle prit des douches. Après trois semaines de ce traitement, elle vit apparaître à la partie supérieure et interne de la cuisse gauche une tumeur qui s'accrut rapidement.

Deuxième saison à Aix en septembre; une seconde tumeur se forme à la face externe de la cuisse gauche.

A son entrée à l'Hôtel-Dieu, les deux tumeurs sont volumineuses, très fluctuantes; la peau qui les recouvre n'est pas encore altérée, sans rougeur, mais tendue, surtout au niveau de la région trochantérienne, qui est assez douloureuse à la pression. Il y a là une véritable dissection des muscles de la cuisse, car les deux poches communiquant, la fluctuation se transmet facilement de l'une à l'autre. L'articulation coxo-fémorale est intacte; le mouvement de flexion de la cuisse est limité par la présence des deux tumeurs.

On sent dans la fosse iliaque gauche une vaste tumeur très fluctuante, allongée, atteignant la colonne lombaire. Cet abcès communique avec les deux précédents. Dans la fosse iliaque droite, empâtement, tuméfaction; on perçoit la fluctuation.

Douleurs spontanées du rachis au niveau des premières lombaires. La pression et la percussion des apophyses épineuses ne les augmentent pas. Pas de déformation, pas de trouble de la sensibilité ou de la motilité des membres inférieurs. La marche s'exécute assez facilement.

L'état général est bon, un peu de chloro-anémie.

9 décembre. Opération. Sous le nuage antiseptique, M. Poncet fait une incision de 3 centimètres environ, au niveau du grand trochanter; écoulement d'un demi-litre de pus assez louable. Réunion de la plaie par des sutures, en réservant un passage pour le drain.

En raison de la situation de l'ouverture dans une partie déclive et de l'abondance de l'écoulement du pus qui souillerait les pièces du pansement et annihilerait rapidement leurs propriétés antiseptiques, M. Poncet a imaginé de faire communiquer par un long drain la cavité de l'abcès avec un réservoir rempli d'eau phéniquée à 50/1000, de façon à favoriser l'écoulement des liquides et à rendre impossible l'introduction de l'air. Les pièces du pansement sont fixées avec soin autour du drain, et la coaptation est rendue aussi parfaite que possible. Le soir de l'opération, la malade ne ressent aucune douleur, elle est gaie; température axillaire 36° 2.

10 décembre. État général excellent. Température normale.

12 décembre. L'écoulement a beaucoup diminué, on supprime le tube pour le remplacer par un petit drain fixé verticalement dans l'ouverture. L'état général est toujours parfait.

La malade ne ressent plus de douleurs le long de la colonne lombaire, ni dans la fosse iliaque; le point douloureux trochantérien, dû probablement à la présence du pus, a disparu.

16 décembre. État général excellent, température normale, pas de douleurs. La plaie est en parfait état et suppure à peine.

17 décembre. Même état que la veille. Il ne sort presque pas de pus à la pression de la cuisse et de la fosse iliaque ; on cesse de prendre la température ; état moral excellent.

Obs. X. — Nous trouvons dans le *Boston medical and surgical Journal*, une observation très intéresssante de L.-A. Sayre. — *Abcès par congestion dépendant d'un mal de Pott, ouverture par la méthode antiseptique. Guérison.*

J'ai là un enfant que l'on me présente comme souffrant d'une grosse hernie dans l'aine gauche. Le diagnostic me paraissait douteux, il y avait de la fluctuation, et comme je ne tardai pas à découvrir une maladie de la colonne vertébrale, j'en tirai la conclusion qu'au lieu d'une hernie, nous avions affaire à un abcès psoas (par congestion).

Depuis, la tumeur est devenue rouge et luisante ; la justesse de notre diagnostic était confirmée, et le moment était proche où il fallait ouvrir l'abcès.

Je me propose de le faire aujourd'hui antiseptiquement, selon la méthode de Lister, que je considère comme un des plus grands progrès de la chirurgie de notre siècle.

Au début de l'opération, je me passe d'abord les mains dans une solution phéniquée au vingtième, et je lave également la peau qui recouvre notre énorme tumeur de l'aine gauche. Le nuage phéniqué convenablement dirigé (d'une distance de deux pieds environ), je fais mon incision avec le bistouri qui, comme mes mains, a été plongé dans la solution antiseptique.

Vous voyez qu'il y a une grande quantité de pus, et la pression des muscles abdominaux dans les efforts que fait l'enfant pour crier, le projette à une grande distance en un jet vigoureux. Ensuite je fais évacuer en pressant avec les deux mains tout le pus qui peut sortir et, alors, à travers l'ouverture du bistouri, j'introduis un tube-drain carbolisé, ayant bien soin de le faire arriver au fond de la cavité. Après lui avoir passé un fil pour l'empêcher de glisser, je le sectionne au niveau de la surface cutanée.

En dernier lieu, j'applique le pansement de Lister consistant d'abord en une pièce de soie huilée et phéniquée, puis le nombre réglementaire des couches de gaze antiseptique, enfin le mackintosh ; tout cela est maintenu par des bandes de gaze passées autour de l'abdomen et étendues jusqu'à une certaine distance sur la cuisse gauche.

Ayant maintenant observé minutieusement toutes les règles de l'opération et du pansement, je pense avoir raison en vous prédisant une issue heureuse.

12 février (deux semaines après l'opération), la température n'a jamais dépassé 100° F. (37° 7, thermomètre centigrade) ; le pouls n'a pas été au delà de 96.

Le malade n'a jamais eu de douleur. Il est à peu près guéri, l'abcès ne fournissant plus que quelques gouttes de suppuration.

Obs. XI. — Infirmerie royale d'Aberdeen. — *Abcès par congestion. Ouverture antiseptique. Guérison.* — Rapporté par le Dr Oligivie Will, *Lancet*, 1878.

J. N***, 40 ans, souffrant d'une courbure de l'épine, au niveau des sept dernières vertèbres dorsales et de la première lombaire, remontant à plusieurs mois, fut admis à l'infirmerie pour un abcès psoas de l'aine gauche. Nous résumons ainsi son histoire :

Six mois avant son entrée, cet homme en faisant un exercice violent « sentit quelque chose qui craquait ».

Environ un mois après, il vit à l'aine gauche une petite tumeur qui augmentait graduellement de volume, mais ne s'accompagnait pas de douleur.

Il s'adressa alors au Dr Garden, qui, à trois reprises, ponctionna et aspira la tumeur ; il en sortit chaque fois une petite quantité de liquide, mais la tumeur diminuait à peine de volume. Comme il était évident que l'aspiration était insuffisante, ce malade fut envoyé à la salle de Jacob, pour que son abcès fût ouvert par la méthode antiseptique.

A cette époque, on voyait une tumeur large, tendue, fluctuante, située vers la face antéro-interne de la cuisse gauche, immédiatement au-dessous du ligament de Poupart, et présentant les signes habituels de l'abcès psoas.

Le 17 août 1877, la peau ayant été préalablement nettoyée par un lavage avec la solution phéniquée, l'abcès fut ouvert sous le nuage antiseptique. Il en sortit une quantité considérable de pus, contenant des flocons et des grumeaux. A l'aide de la pression digitale on fit sortir le reste du liquide, et, des morceaux d'os provenant évidemment des pièces de la colonne vertébrale, furent ramenés par l'index introduit dans le foyer. Un long tube à drainage, de gros calibre, fut placé dans l'ouverture, et le pansement de Lister appliqué. Le tout était maintenu par un spica de bandes élastiques.

Il y a lieu de faire remarquer ici que sans ce bandage élastique il eût été difficile d'empêcher la pénétration des éléments putrides dans la plaie; car cet homme sentait parfaitement d'un bout à l'autre de l'opération ; et, il était, « comme un des assistants, M. Glass, l'a fait remarquer », si plein de vie qu'il n'a pu être maintenu qu'avec peine. Ses mouvements étaient si brusques, que cinq fois par jour, il courait le risque de déplacer les pièces du pansement; mais, avec l'aide de ce bandage, et de l'attelle de Liston que l'on dut lui appliquer, tout danger de ce genre a été écarté.

18 août. — On enlève le pansement sous les vapeurs antiseptiques, une petite quantité de sérosité rouge teint les pièces profondes.

Temp. 99° 4 F. (37°, 5 C.)

Pouls 92. — Pansement comme ci-dessus.

19. — Pas de signes d'inflammation de la plaie. Le drain est rempli de matière coagulée; la pression fait sortir un peu de liquide séreux.

Temp. 99° 2 F. 37° 4.

Pouls 96.

21. — Écoulement séreux très peu abondant. Coagulums dans le tube. Pas d'inflammation.

Temp, 98° 8 F. ; 37° C.

Pouls 84.

23 août. — Toujours de la sérosité, mais en moindre quantité.

Temp. 98° 6. Pouls 72.

5 septembre. — On remplace le drain par un autre plus petit.

A partir de ce jour, le retour à la santé fut constant. La cavité diminuait graduellement, obligeant ainsi de réduire de temps en temps le calibre et la longueur du drain.

Ces notes prises soigneusement par M. Aitken ressemblent à celles des jours précédents; nous n'avons pas jugé utile de les continuer.

30 septembre. — L'écoulement augmente soudainement : le liquide présente une légère teinte jaune, il est mêlé avec des cail-

lots, mais il n'y a pas de signes d'inflammation au niveau de l'ouverture, pas de douleur à la pression, pas d'odeur. A ce moment, la température qui s'était un peu élevée les jours précédents, atteignit rapidement 102°, 4 (39; 1 C.) le pouls était à 100°. Les jours suivants elle tomba à 100° 9 (38° 8 C.), et le pansement ne fut pas changé.

Le 14 octobre. — Température normale.

Durant les quatre semaines qui suivirent, l'écoulement fut variable, mais la cavité de l'abcès ne cessa de s'oblitérer.

Le 5 novembre, en découvrant la plaie qui n'avait pas été pansée depuis trois jours, on trouva un petit morceau de gaze taché, ce morceau était directement appliqué sur l'ouverture. Un tube très étroit, long d'un pouce, fut introduit sans difficulté; le 12 novembre, il était réduit à un demi-pouce, et le 17 suivant il était tout à fait enlevé. Après quoi, l'ouverture guérit rapidement et le malade fut renvoyé de l'hôpital. Nous l'avons revu ici quelque temps après, et depuis sa sortie il est en parfaite santé; il a pu se livrer à de violents exercices sans en éprouver le plus léger inconvénient.

Obs. XII, tirée de l'ouvrage de M. G. du Pré sur la chirurgie antiseptique en Allemagne et en Angleterre. — *Ouverture d'un abcès rétro-pharyngien par une incision cervicale. — Guérison.*

Ayant à traiter un abcès rétro-pharyngien provenant d'une carie des vertèbres cerviales, le docteur Chiene a eu dernièrement l'idée de donner issue au pus, non par le pharynx, mais par une incision extérieure, pratiquée sur le côté du cou, derrière le muscle sterno-mastoïdien.— L'opération a parfaitement réussi, elle a été pratiquée du côté droit, l'abcès s'est entièrement vidé. — Un drainage convenable a été établi au moyen d'un tube de Chassaignac, et toutes les précautions de *l'asepticisme* ont été observées avec soin. L'opération a été faite le 30 avril 1878.

Le pansement a été renouvelé tous les trois ou quatre jours. Le malade, qui est un jeune garçon d'une dizaine d'années, n'a pas présenté la moindre élévation de température (37° — 37° 3 — 37° 1) sans plus de variation; il accomplit toutes ses fonctions normalement.

A la date du 12 août, la carie vertébrale est arrivée à complète guérison; la suppuration est tarie, et il ne reste plus qu'une petite plaie superficielle.

Obs. XIII. — *Abcès de la fosse iliaque droite. Ouverture. Gangrène de la plaie le huitième jour, mort. — Pas d'autopsie.* Ch*** Marie, 26 ans, de Lyon, entre à l'Hôtel-Dieu, salle Saint-Paul, n° 79, le 26 novembre 1880.

Pas d'antécédents scrofuleux ou tuberculeux chez les ascendants et les collatéraux. Réglée depuis l'âge de 18 ans, la menstruation a toujours été très irrégulière et fort peu abondante. Leucorrhée excessive, chloro-anémie prononcée.

A 22 ans, elle a eu des ulcères de jambe tenant à de petites dilatations variqueuses aujourd'hui guéries. Pas d'antécédent morbide à signaler. Migraines fréquentes. Elle s'est mariée à 25 ans et n'a pas eu d'enfant. Depuis son mariage, la menstruation est devenue régulière.

La malade est très excitable, mais elle n'a jamais eu d'attaque d'hystérie ou d'épilepsie.

Elle fait remonter à trois mois environ le début de sa maladie. Elle ressentit d'abord des douleurs peu intenses, au niveau de la région inguinale droite, survenant de préférence l'après-midi quand la malade commençait à se fatiguer. Ces douleurs étaient augmentées par la marche, la station debout; la pression les exagérait encore.

Actuellement, persistance de la douleur au pli inguinal, la station debout est presque impossible, mais la marche est relativement peu pénible; le décubitus dorsal procure un soulagement marqué, surtout lorsque la cuisse est fléchie sur l'abdomen. La palpation fait découvrir à la partie moyenne de l'aine un ganglion un peu douloureux de la grosseur d'une noix, sans inflammation des parties sus-jacentes.

En dehors de ce ganglion, le pli inguinal est soulevé jusqu'à l'épine iliaque antéro-supérieure par une tumeur fluctuante, peu saillante cependant. Mais c'est surtout au niveau de la crête et de l'épine antéro-supérieure que la pression est douloureuse. Pas de douleur dans la fosse iliaque, mais quand d'une main l'on comprime la tumeur inguinale, située tout entière au-dessous du ligament de Fallope, on sent le déplacement d'un liquide et une fluctuation profonde. Rien du côté de la hanche. Aucun point douloureux le long de la colonne vertébrale.

Pas de fièvre le soir. État général assez peu satisfaisant. Amaigrissement notable, pâleur de la face, décoloration des lèvres et des conjonctives. Pas de toux; la malade a eu, dit-elle, quelques hémoptysies et parfois des points de côté variant de siège et d'intensité. Pas de sueurs nocturnes, rien à l'auscultation des poumons. La respiration s'entend bien aux sommets, quoique le murmure vésiculaire soit un peu rude. Les bruits du cœur sont réguliers, pas de souffle; les fonctions digestives sont languissantes depuis le début de la maladie. Constipation habituelle.

Le 4 décembre, après avoir porté le diagnostic, abcès par congestion de la fosse iliaque sans préciser le point d'origine, le chirurgien, avec les précautions listériennes fait une incision de 7 centimètres au niveau du tiers externe du pli inguinal. Il sort un assez grande quantité de pus, 300 grammes environ. Le doigt introduit dans la plaie fait découvrir une fusée allant assez haut dans la fosse iliaque et dont on ne peut atteindre le fond. Peut-être le point de départ est-il dans la région vertébrale !

Réunion par première intention, on place un drain dans l'angle externe de la plaie.

8 décembre. — Depuis l'opération, insomnie, perte d'appétit.

Température R^{ale}	4	matin	normale.
—		soir	—
—	5	matin	—
—		soir	38° 5
—	6	matin	38° 5
—		soir	39° 4
—	7	matin	38° 5
—	8	soir	39° 1

Dans la nuit du 7 au 8, la malade a eu des vomissements jaunâtres très abondants, pas de douleurs abdominales. Borborygmes

10 décembre. — Temp., matin, 38° 1, soir 39° 3.

Vomissements bilieux très abondants dans la journée d'hier. Quelques douleurs abdominales spontanées et à la pression, pas d'empâtement, constipation opiniâtre (lavement laxatif).

12. — La température ne dépasse pas 38° 4 le soir, tuméfaction

de toute la paroi abdominale et de la cuisse du côté droit ; douleurs très vives qui ne sont calmées ni par l'opium ni par le chloral. La potion de Rivière a fait cesser les vomissements. Perte des forces, constipation (lavement).

Par la plaie s'échappe une quantité assez notable de pus mal lié et des lambeaux de tissu cellulaire sphacélé.

13. — Les douleurs ont augmenté, la malade pousse des plaintes continuelles, son état général est de plus en plus mauvais ; persisance des vomissements.

On constate un sphacèle très étendu à la racine de la cuisse et sur les téguments qui avoisinent la plaie, sauf au niveau de la partie externe. Cautérisation au thermo-cautère ; la température est à 37° 6 le matin, elle s'élève le soir brusquement à 39° 7.

14. — La gangrène s'est encore étendue dans la nuit et a envahi les deux tiers supérieurs de la cuisse. Mort à sept heures du matin.

L'autopsie n'a pu être faite.

On nous signale en même temps deux cas de gangrène foudroyante à l'Hôtel-Dieu dans les services voisins, et un cas chez un malade de la ville. Nous livrons, sans les commenter, ces faits à l'appréciation.

RÉSUMÉ ET CONCLUSIONS

Nous avons, dans le cours de cette étude, longuement insisté sur les avantages et les inconvénients des nombreuses méthodes tour à tour préconisées. Chacune d'elles compte des succès, mais aussi toutes ont un passif dont il faut tenir compte. Avec Gerdy, nous dirons : « Il est difficile de porter un jugement sur les éléments divers de thérapeutique des abcès par congestion ; ils guérissent par une foule de moyens, mais leur indication relative est loin d'être déterminée. »

L'expectation est la méthode prudente par excellence ; elle ne compromet pas le chirurgien ; elle peut souvent exposer le malade. Si la résorption de l'abcès, malgré les lenteurs et les difficultés pratiques de l'application, a des chances d'être obtenue, surtout s'il s'agit d'enfants ou d'adultes encore jeunes et vigoureux, nous croyons qu'il faudra toujours la tenter, quitte à modifier plus tard notre ligne de conduite selon la marche et les progrès de l'affection. La résorption peut se faire, et nous en avons cité plusieurs exemples irréfutables.

Mais l'abcès marche ; il faut agir : la ponction est bien innocente une première fois; en sera-t-il ainsi des suivantes? Ne sera-t- elle pas l'origine d'une fistule interminable et de tous les accidents dont nous avons parlé ? Nous ne saurions donc l'ériger en méthode, et tout au plus la réserverions-nous pour un malade refusant toute autre intervention, car l'ouverture qui se fera certainement d'elle-même, à plus ou moins bref délai, ne présentera pas de dangers plus menaçants que la fistule et la pénétration inévitable de l'air dans les deux cas.

Les injections iodées après la ponction nous paraissent dangereuses, quand il s'agit d'enflammer une vaste poche comme celle des abcès de la colonne vertébrale. Nous réservons ce moyen pour les petites collections purulentes et les trajets fistuleux éloignés d'une grande cavité splanchnique et d'appareils aussi irritables que le péritoine et les organes abdominaux.

Nous repoussons égalcment l'incision simple telle que la pratiquaient Lisfranc et les auteurs cités dans le cours de ce travail ; malgré les succès qu'elle compte, elle est condamnée aujourd'hui par tous les chirurgiens.

Reste le drainage, seul ou suivi d'injections modificatrices ou antiseptiques : cette méthode qui est un acheminement vers le pansement de Lister a donné des succès non douteux à son auteur, et nous serions peut-être disposé à l'accepter comme étant la plus rationnelle et peut-être la moins offensive.

Lister draine avec grand soin, et cet emprunt au chirurgien français n'est probablement pas le moindre élément des succès qu'il obtient.

Le drainage combiné avec une antisepsie minutieuse,

une surveillance de tous les instants, tel est le secret des merveilleux résultats du chirurgien anglais.

Dans les treize observations que nous avons relatées, la guérison a été complète dans onze cas, douteuse dans un seul (observation VIII). Devons-nous imputer au pansement de Lister la terminaison malheureuse rapportée dans notre dernière observation ? Nous avions affaire à une malade épuisée, au physique et au moral. D'où venait le pus ? Il y avait des doutes marqués sur une provenance osseuse; la colonne vertébrale était tout à fait indolente et l'abcès tendait à se faire jour au niveau de l'épine iliaque antéro-supérieure et non vers le côté interne du pli de l'aine comme les collections purulentes du mal de Pott. La malade a succombé à la gangrène foudroyante, en même temps que trois cas analogues étaient signalés en ville ou dans les hôpitaux. Nous nous abtiendrons de tirer une conclusion à cet égard.

Onze guérisons, un cas douteux, sur douze cas : malgré ce petit nombre, nous pouvons affirmer que la méthode de Lister offre au moins autant de succès que tous les autres traitements, et qu'elle doit prendre dans la thérapeutique des abcès par congestion le rang qui lui est dû. Nous terminerons par quelques considérations sur les indications du traitement de ces abcès.

Le pansement de Lister, dit Panas, ne peut avoir la prétention de tarir du coup la source du pus ; mais ce qu'on doit demander à cette méthode, c'est de permettre l'ouverture des abcès sans encourir le danger d'accidents fébriles et infectieux graves. Cependant ce serait aller au-delà de notre pensée que de croire que nous préconisons l'ouverture immédiate de tout abcès par congestion. Cette réserve nous paraît surtout nécessaire, alors qu'on a affaire à ces vastes collections purulentes qui ont pour point de départ une maladie de la colonne vertébrale.

Tout en nous associant aux sages réserves de ce chirurgien, nous nous permettrons de tracer ainsi les indications du traitement de ces abcès.

Indication capitale : nécessité absolue d'un traitement général bien dirigé ; de bonnes conditions hygiéniques, le séjour à la campagne sont des moyens puissants, et c'est par les toniques, vins généreux, quinquina, alimentation réparatrice, et les antiscrofuleux, iode, huile de foie de morue, etc., qu'il faut seconder le travail d'organisation de la nature; pour l'état local, la source du pus, nous avons la cautérisation transcurrente, les cautères permanents et les moxas le long de la colonne vertébrale. Les badigeonnages de l'abcès à la teinture d'iode nous paraissent inutiles ; cependant le malade verra toujours avec plaisir un moyen qui s'adresse à la lésion qu'il voit. L'immobilisation prolongée dans une gouttière (Bonnet) est de toute rigueur ; il ne faut pas craindre de forcer le malade à ce repos, car ce n'est qu'à ce prix qu'on obtiendra la résorption et la disparition de ses abcès. Cette heureuse terminaison marque ordinairement la guérison ou tout au moins l'amélioration de la lésion vertébrale.

Mais si l'abcès marche, s'il augmente rapidement, s'il a de la tendance à fuser dans toutes les directions et à décoller les tissus, alors il faut intervenir et c'est par l'ouverture large, l'écoulement facile du pus, qu'il faudra arrêter sa marche envahissante. Le pansement de Lister, méthodiquement appliqué, minutieusement surveillé, nous paraît le seul qui réponde à cette indication. Pour M. Poncet, le critérium d'un pansement bien fait est l'absence complète d'odeur, soit des liquides, soit du drain et des autres pièces du pansement.

Nous terminerons ainsi nos conclusions :

Favoriser et tenter la résorption des abcès par congestion toutes les fois qu'elle paraît possible.

Sinon, ouvrir largement par la méthode antiseptique de Lister.

BIBLIOGRAPHIE

CALLISEN. — Systema chirurgiæ hodiernæ. Hafniæ, 1777.

PERCIVAL POTT. — Œuvres chirurgicales. Tome III. Traduction. Paris, 1792.

B. BELL. — Chirurgie. Tome V. Traduit par Bosquillon. Paris, 1796.

ABERNETHY. — On lumbar abscess. Surgery and Physic Essays, 1793-97; and Surgery Works, 1811.

LEDRAN. — Observations de chirurgie, Paris, 1731.

M. A. PETIT. — Œuvres chirurgicales. Paris, 1797. Mémoire sur une nouvelle manière de vider les dépôts par la ponction et les ventouses.

PELLETAN. — Clinique chirurgicale. Paris, 1810.

BRODIE. — Traité des maladies des articulations. Traduction. Paris, 1819, p. 197.

— Journal médical de Corvisart, 1810. Tome XVII, p. 260.

RICHERAND. — Nosographie et thérapeutique chirurgicale. Paris, 1821. Tome IV, p. 121.

PAILLARD. — Mode de traitement employé à l'Hôtel-Dieu par Dupuytren, pour les abcès par congestion, *in* Bulletin de thérapeutique, 1824. tome IV.

DUPUYTREN. — Dictionnaire de médecine et de chirurgie en trente vol. Art. Abcès. Paris, 1829.

SANSON. — De la carie et de la nécrose. Thèse de concours, Paris, 1833.

NICHET (de Lyon). — Étude sur la nature et le traitement du mal vertébral. 1834-1840.

NÉLATON. — Thèse de Paris, 1836

BÉRARD ET DENONVILLIERS. — Compendium de chirurgie pratique, 1840. Tome II, page 749.

SEUTIN. — Gazette médicale de Paris, 1841. Page 182.

BÉGIN. — Éléments de chirurgie. Paris, 1838.

VELPEAU. — Leçons orales de clinique chirurgicale. Paris, 1840-1841.

JULES GUÉRIN. — Traitement des abcès, Paris, 1841.

JOHN HUNTER. — Œuvres chirurgicales. Traduction Richelot. Paris, 1844.

BOYER. — Maladies chirurgicales. Tome Ier, page 543, édition de 1844. Paris.
BONNET (de Lyon). Traité des maladies des articulations, 1845.
NÉLATON. — Éléments de pathologie externe. Paris, 1847.
LISFRANC. — Médecine opératoire. Paris, 1848.
PÉTREQUIN.(de Lyon). — *In* Journal de médecine et de chirurgie, 1850. Art. 4012.
N. GERDY. — Chirurgie pratique. Paris, 1851.
BONNET (de `yon). Traité de thérapeutique des maladies articulaires, Paris, 1853.
ABEILLE. — Des injections iodées dans le traitement des abcès symptomatiques des lésions osseuses. Paris, 1853.
CHOPIN. — De la valeur des injections iodées. Thèse de Paris, 1854.
GERDY. — Recherches sur la carie, *in* Gazette hebdomadaire, 1854. Tome Ier, n° 27.
BOINET. — Iodothérapie. Paris, 1855.
A. PAIN. — Essai sur le traitement des abcès par congestion, Thèse. Paris, 1857.
BOUVIER. — Leçons sur les maladies de l'appareil locomoteur. Paris, 1857.
—— Leçons de clinique chirurgicale.
BROCA. — Bulletins et mémoires de la Société de chirurgie, 1858.
ROBERT. — Conférences de clinique chirurgicale. Paris, 1860.
MAISONNEUVE. — Clinique chirurgicale, Paris, 1863.
CHASSAIGNAC. — Traité de la suppuration et du drainage. Paris, 1859.
DOLBEAU. — Clinique chirurgicale. Paris, 1869.
BAUTIER. — Drainage dans le traitement des abcès par congestion. Thèse, Paris, 1869.
BILROTH. — Pathologie chirurgicale. Trad. Paris, 1869.
GUYON. — *In* Journal de médecine et de chirurgie pratique, 1869, art. 7745.
DIEULAFOY. — De l'aspiration pneumatique sous-cutanée, Paris, 1870.
VALETTE. — Clinique chirurgicale. Lyon, 1875.
FOLLIN ET DUPLAY. — Pathologie externe, 1875. Vol. Ier.
THAMAYN. — Application du pansement de Lister. Leipzig, 1875-1876.
Journal The Lancet, 1876 et années suivantes.
JAMES PAGET. — Clinique chirurgicale, 1877.
ARMAND DESPRÈS. — Chirurgie journalière. Paris, 1877.
W. CALLENDER. — *In* Journal de thérapeutique, 1876.
Bulletins et Mémoires de la Société de chirurgie, 1876 et années suivantes. Discussion sur le pansement de Lister.
PUEL. — Du mal vertébral. Thèse d'agrégation. Paris, 1878.
LAUGIER. — Art. Abcès par congestion, *in* Dictionnaire de médecine et chirurgie pratiques (Jaccoud).
DENONVILLIERS. — Art. Abcès par congestion, *in* Dictionnaire encyclopédique des sciences médicales.
OLLIER. — Art. Carie, *in* Dictionnaire encyclopédique.
GILLETTE. — Chirurgie journalière des hôpitaux de Paris, 1879.
FOURESTIÉ. — Étude sur les divers traitements des abcès ossifluents externes. Thèse, Paris, 1876.

PANAS. — *In* Gazette hebdomadaire de médecine et de chirurgie, 1878. Vol. Ier.

VALADIER. — Traitement des abcès froids symptomatiques par la méthode antiseptique de Lister. Thèse, Paris, 1879.

ALEXANDER SHAW. — A system of Surgery by various Authors. Edited by Holmes, 1870.

ERICHSEN. — Science and art of Surgery. London, 1877.

GUICHOU. — Du traitement du mal de Pott. Thèse, Montpellier, 1877.

L. A. SAYRE. — Boston medical and Surgical Journal, 1878. Tome I.

O. WILL. — *In* Lancet, 1878. Tome I, p. 199.

A. PONCET. — Quinze jours à Londres au point de vue de la chirurgie antiseptique. Lyon, 1879.

G. DU PRÉ. — La chirurgie et le pansement antiseptique en Allemagne et en Angleterre. Paris, 1879.

LÉTIÉVANT. — Note sur le pansement antiseptique listérien à l'Hôtel-Dieu de Lyon. 1880.

LUCAS-CHAMPIONNIÈRE. — Chirurgie antiseptique. Paris, 1880.

LYON. — IMPRIMERIE PITRAT AINÉ, RUE GENTIL, 4.

BERNARD. **Précis iconographique** de médecine opératoire et d'anatomie chirurgicale, par les docteurs Claude Bernard, professeur de médecine au Collège de France et Ch. Huette, ancien interne des hôpitaux de Paris. Ouvrage contenant 113 planches dessinées d'après nature et gravées sur acier. Paris, 1873. 1 vol. in-18 jésus de 495 pages cart., fig. noires : 24 fr.; fig. coloriées . . . . 48 fr.

CHAMPIONNIÈRE. **Chirurgie antiseptique**, principes, modes d'application et résultats du pansement de Lister, par le docteur Just-Lucas Championnière, chirurgien de l'hôpital Tenon, deuxième édition, complètement refondue. Paris. 1880, 1 vol. in-18 jésus de 304 pages, avec 15 figures. . . . . 5 fr.

CHAUVEL. **Précis d'opérations de chirurgie**, par le docteur J. Chauvel, professeur de médecine opératoire à l'école du Val-de-Grâce. Paris, 1877, 1 vol. in-18 jésus; 692 pages, avec 281 figures dessinées car le Dr E. Charvot . 6 fr.

DESPRÉS. **La chirurgie journalière**, leçons de clinique chirurgicale professées à l'hôpital Cochin par A. Després, chirurgien de la Charité, professeur agrégé à la Faculté de medecine, 2e édition. Paris, 1881, 1 vol. in-8 de 750 pages, avec figures. . . . . 12 fr.

GAUJOT. **Arsenal de la chirurgie contemporaine**, description, mode d'emploi et appréciation des appareils et instruments en usage pour le diagnostic et le traitement des maladies chirurgicales, l'orthopédie, la prothèse, les opérations simples, générales, spéciales et obstetricales, par G. Gaujot, professeur de l'école de médecine militaire (Val-de-Grâce), médecin principal de l'armée, et E. Spilmann, professeur à l'école de médecine d'Alger, médecin-major de 1re classe. Paris, 1872, 2 forts vol. in-8 avec 1855 figures . . . . 32 fr.

GILLETTE. **Chirurgie journalière des hôpitaux de Paris, répertoire de thérapeutique chirurgicale**, par le Dr P. Gillette, chirurgien des hôpitaux de Paris. Paris, 1878, 1 vol. in-8 de 772 pages, avec 622 fig. Cart. . . 12 fr.

GOFFRES. **Précis iconographique de bandages, pansements et appareils**, par le docteur Goffres, médecin principal des armées. Ouvrage contenant 81 planches dessinées d'après nature et gravées sur acier. Paris, 1873, 1 vol. in-18 de 595 pages cart., fig. noires : 18 fr.; fig. coloriées . . . . 36 fr.

GOSSELIN. **Clinique chirurgicale de l'hôpital de la Charité**, par L. Gosselin, professeur de clinique chirurgicale à la Faculte de médecine de Paris, chirurgien de l'hôpital de la Charité, 3e édition. Paris, 1879, 3 vol. in-8, de chacun 700 pages, avec figures . . . . 36 fr.

GUYON (Félix). **Éléments de chirurgie clinique**, comprenant le diagnostic chirurgical, les opérations en général, les méthodes opératoires, l'hygiène, le traitement des blessés et des opérés, par F. Guyon, chirurgien de l'hôpital Necker, professeur à la Faculté de médecine. Paris, 1873, 1 vol. in-8 de XXXVIII-672 pages avec figures . . . . 12 fr.

JEANNEL. **De l'infection purulente ou pyohémie**, par le docteur Maurice Jeannel, médecin major de premiere classe, ouvrage couronné par la Société de chirurgie (*Prix Gerdy*). Paris, 1880, 1 vol. in-8 de 550 pages . . . . 7 fr.

ROCHARD. **Histoire de la chirurgie française au XIXe siècle**, étude historique et critique *sur les progrès faits en chirurgie et dans les sciences qui s'y rapportent, depuis la suppression de l'Académie royale de chirurgie jusqu'à l'époque actuelle*, par le docteur Jules Rochard, directeur du service de santé de la marine, membre de l'Académie de médecine, membre correspondant de la Société de chirurgie. Paris, 1875, 1 vol. in-8 de XIV-900 pages . . 12 fr.

VALLETTE. **Clinique chirurgicale de l'Hôtel-Dieu de Lyon**, par A.-D. Vallette, professeur de clinique chirurgicale à l'école de médecine de Lyon. 1 vol. in-8 de 720 pages, avec figures . . . . 12 fr.

LYON. — IMPRIMERIE PITRAT AINÉ, RUE GENTIL, 4

www.ingramcontent.com/pod-product-compliance
Ingram Content Group UK Ltd.
Pitfield, Milton Keynes, MK11 3LW, UK
UKHW022117260726
13993UKWH00003B/1066

9 782329 151489